U0216935

连城客家文化丛书

13

林百坤●主编

连城客家民间草药文化

连城县客家研究联谊会●编

厦门大学出版社
XIAMEN UNIVERSITY PRESS
国家一级出版社
全国百佳图书出版单位

图书在版编目(CIP)数据

连城客家民间草药文化/连城县客家研究联谊会编;林百坤主编.—厦门:厦门大学出版社,2020.12
　(连城客家文化丛书)
　ISBN 978-7-5615-8016-5

Ⅰ.①连…　Ⅱ.①连…　②林…　Ⅲ.①客家人—中草药—文化—连城县　Ⅳ.①R28

中国版本图书馆 CIP 数据核字(2020)第 235958 号

出 版 人	郑文礼
封面题字	罗　钟
责任编辑	章木良
装帧设计	张雨秋
技术编辑	朱　楷

出版发行　**厦门大学出版社**
社　　址　厦门市软件园二期望海路 39 号
邮政编码　361008
总　　机　0592-2181111　0592-2181406(传真)
营销中心　0592-2184458　0592-2181365
网　　址　http://www.xmupress.com
邮　　箱　xmup@xmupress.com
印　　刷　厦门兴立通印刷设计有限公司

开本　720 mm×1 000 mm　1/16
印张　18
插页　4
字数　271 千字
版次　2020 年 12 月第 1 版
印次　2020 年 12 月第 1 次印刷
定价　82.00 元

本书如有印装质量问题请直接寄承印厂调换

厦门大学出版社
微信二维码

厦门大学出版社
微博二维码

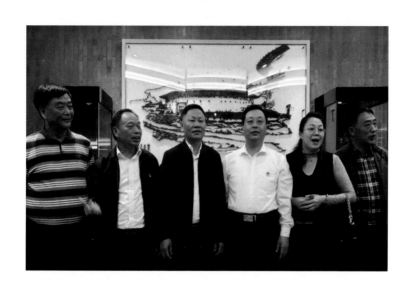

　　2020 年 10 月 22 日，福建省客联会范美先会长一行到连城调研客家文化，图为会长范美先(左三)，副会长兼秘书长吴淑华(左五)与连城县委书记詹崇仁(左四)，县人大常委会主任江维民(左二)，县政府党组成员、冠豸山风景区管委会主任杨晓春(左六)，县客家研究联谊会会长林百坤(左一)合影。

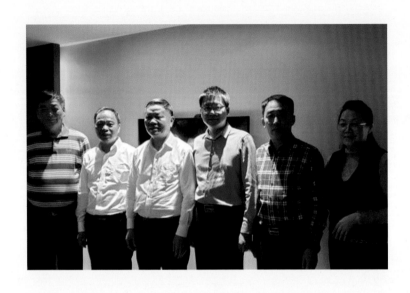

　　2020 年 10 月 22 日，福建省客联会范美先会长一行到连城调研客家文化，图为会长范美先(左三)，副会长兼秘书长吴淑华(左六)与连城县委副书记、县长蔡东阳(左四)，县人大常委会主任江维民(左二)，县政府党组成员、冠豸山风景区管委会主任杨晓春(左五)，县客家研究联谊会会长林百坤(左一)合影。

序 言

◎ 詹崇仁

《连城客家民间草药文化》即将付梓面世了，这是一件十分值得高兴的事。近年来，连城县客家研究联谊会坚持深入挖掘整理连城客家文化，策划出版连城客家文化系列丛书，《连城客家民间草药文化》是本丛书的第十三辑，这是连城客家文化研究的又一丰硕成果。

连城客家人识药用药历史久远、积淀丰厚，民间草药文化是连城优秀客家文化的重要组成部分。《连城客家民间草药文化》全书共4篇。"药草篇"介绍连城草药资源及品种分布；"药用篇"介绍连城民间对中草药用药的实践，包括验方、实例等；"药膳篇"介绍连城客家人日常食用的药膳原料、做法、功效；"药话篇"讲述了连城客家人的身边药事，让人深切感受中草药帮助人体恢复健康的独特作用。全书真实记载了连城客家人对中草药的认识、探索和实践，反映了连城客家人在与自然和谐相处的过程中所付出的持续努力，体现在亲近自然中的深厚情感，在了解自然中的聪明智慧，从中展示了连城客家人的广阔视野、人与自然"生命维系"的和谐关系，让人们感受到中草药文化历久弥新的巨大魅力。

习近平总书记指出，中医药学凝聚着深邃的哲学智慧和中华民族几千年的健康养生理念及其实践经验，是中国古代科学的瑰宝，也是打开中华文明宝库的钥匙。加强中医药文化的发掘、研究、开发利用，不仅造福一方，而且有助于弘扬中华民族优秀传统文化。从这个角度上说，连城县客家研究联谊会编撰此书很有意义。感谢连城县客家研究联谊会各位同志的辛勤付出，为我们又留下一笔宝贵的客家文化财富。

（序者系中共连城县委书记）

目 录

药膳篇

药话篇

药草篇

连城草药资源简述

◎ 林百坤

　　连城位于福建西部，地处中亚热带海洋性季风区，气候温暖，雨量充沛，霜降期短，飘雪罕见，四季分明；地形复杂，地貌多姿，有山地（中低山）、丘陵、平原，形成了许多有利于各种植物生长的环境，因而植物种类繁多，具有药用价值的植物资源也很丰富。

　　草药，是指民间百姓就地采集，用来防治疾病的植物原生药，连城人俗称"草头树根"。随着利用草药防治疾病的事例越来越多，民间草药不断被发掘、研究和推广应用，一些疗效较好的草药逐渐为中医所常用，虽被归于中药的范畴，但仍在民间作为草药使用。

　　我国的草药种类多，分布广，大部分都是在人们长期生活实践或临床验证后流传下来的。草药一般产于当地，采集容易，使用简便，疗效较好，民间乐意使用，数千年来广泛流传。

一、品　种

　　历史记载连城草药的品种如下：

　　《临汀志》[宋开庆元年（1259），由临汀郡守胡太初主修]记载："药之属　半夏、地黄、菖蒲……车前、山药。"共54种，基本上是植物药。尽管当时临汀郡包含了6个县，这里的药材当指全郡，但连城作为临汀郡六县之一，与其他县在同一区域内，药物种类应是基本相同的。

　　《连城县志》[清乾隆十六年（1751），由翰林院编修李龙官等纂修]记载："药之属　黄精、黄连……龙芽草、淡竹叶。"共63种，只有一种蝉蜕是非植物药。

　　《连城县志》[民国二十七年（1938），由邓光瀛主编]记载："于药之属，有：黄精、黄连……桂、蜂蜜。"共 80 种，其中蝉蜕、蜂蜜是非植物药。

到了 1986 年，根据中央、省关于开展"对全国中药资源进行系统的调查研究，制订发展规划"的决定，我县组织了历时一年半的中药资源普查。通过普查，发现我县中药资源达 500 余种，编上名录的有 357 种。357 种中药中，野生植物药材 276 种，这应该也属于连城民间草药的范畴。

从以上材料来看，连城的药草在官方很早就有记载，说明在宋朝以前人们便认识并使用它为自己服务。但在相当长一段时间内，对药草的认识步子较小，从 1259 年始，近 500 年时间，对药草的认识增加不到 10 种；以后又经过近 200 年，也只是增加了 10 余种。

新中国成立以后，各项事业都得到了大的发展，医疗卫生事业也同步跟进。1965 年，毛泽东主席发出"把医疗卫生工作的重点放到农村去"的号召，广大医务工作者和民众积极投身于农村医疗卫生事业发展的行列，努力发掘祖国医药学的伟大宝库，不断扩大对中草药的认识，参与到运用中草药的实践中，促使我县丰富的草药资源得到了更充分的挖掘和更广泛的应用。

这次编写《连城客家民间草药文化》一书，亦是对民间草药资源的再整理、再发现。通过整理，我们发现连城民间熟悉和常用的草药有 300 种左右。

二、分 布

根据《连城县中药资源普查技术报告》（1987 年）资料，按照海拔高度和方位，分垂直分布和水平分布来介绍连城中草药。

（一）在垂直分布上

连城是多山的地区，境内群峰耸峙，山岭蜿蜒，丘陵起伏，地形复杂。由于海拔高度不同，气候差异较大，药用植物的分布也有差异，可以根据海拔高度和地形看出其分布特点。

1.中山（800 ~ 2000 米）分布的种类

中山地区气温低，云雾大，雨水丰富，冬季霜雪明显，且霜期较长，因而有黄连、三七、金线莲、石吊兰、七叶一枝花、天南星等。

在疏林下、地沟边、谷地有绞股蓝、石韦、金不换（地足石松）、石菖蒲、玉竹、黄精、木贼等。

2. 低山分布的种类（500 ~ 800 米）

低山地区气温高，云雾小，冬季霜雪明显，且霜期短，气候变化小，因而有天门冬、何首乌、木瓜、枸杞、栀子、金樱子、六月雪、百部、海风藤、女贞子、过路黄、鬼针草、台乌等。

3. 平原及田野分布的种类

江河沿岸和山谷盆地的林边、荒地、路旁、田边、埂地、水渠边等地方，土壤多为河流冲积物或谷底冲积物，土地肥沃，又阳光充足，因而这些地方植物较多。其中，或野生或人工栽培的药用植物有很多，木本的有桑树、枇杷、女贞、辛夷花、木瓜、苦楝、侧柏等，灌木的有木槿、蓖麻等，草本的有益母草、凤仙花、田基黄、鹅不食草、车前草、白花蛇舌草、半边莲、半枝莲、一点红、一枝黄花、一见喜、蛇莓、紫花地丁、蒲公英、紫苏等。另外在江河、池塘及沼泽地有谷精草、灯芯草等。

（二）在水平分布上

东南山区的野生药材有金银花、黄连、绞股蓝、天青地白、金樱子、金线莲、松萝等品种。

北部山区的野生药材有白毛藤、益母草、百部、天门冬、黄精、金银花、茅莓、乌臼、白花蛇舌草、一枝黄花、夏枯草等品种。

西部山区的野生药材常有灵芝、野菊花、乌药、阴香、瓜蒌、骨碎补、田基黄、白茅根、马鞭草、茜草、土牛膝、七叶一枝花、石菖蒲、金银花、海风藤等品种。

三、栽培现状和前景

1959 年后，针对一些地方因盲目挖采致植被破坏，使得野生药用资源受到破坏的现象，我县就有意识组建药材培植场，栽种了几十种中草药。

近年来，凭借良好的中草药发展基础，充分发挥良好生态环境的优势，以绿色安康为指导思想，本着科技兴药和可持续发展战略原则，我县建立中草药生产基地。为达到对连城县药用资源的可持续利用的目的，县农业农村局列出了《适合连城发展的药材品种目录》，在宣和、揭乐、赖源、罗坊、文亨镇等乡镇，指导种植铁皮石斛、金线莲、绞股蓝、葛根、金银花、金花茶、半枫荷、厚朴等中草药,面积达 6050 亩。县林业局着眼于林下经济发展,组织有关乡镇在林下种植铁皮石斛、金花茶、多花黄精、茯苓等,种植面积达 6660 余亩。

作为远景,县农业农村局制订了《连城县中药材发展规划》,对农业系统今后 5 年种植品种和规模做了布置,要求每年扩大中草药种植面积 300 ~ 400 亩,到 2025 年,达到 7800 亩的规模,步子较大,前景喜人。

参考资料:

1. 胡太初修:《临汀志》,福州:福建人民出版社,1990 年。

2. 李龙官、徐尚忠纂修:《连城县志》,厦门:厦门大学出版社,2008 年。

3. 邓光瀛主编:《连城县志》,北京:方志出版社,2014 年。

4. 连城县中药资源普查领导小组办公室:《连城县中药资源普查技术报告》,1987 年。

5. 连城县农业农村局:《适合连城发展的药材品种目录》,2020 年。

6. 连城县农业农村局:《连城县中药材发展规划》,2020 年。

7. 连城县林业局:《连城县林下种植中药材基本情况》,2020 年。

连城常见草药的品种及其他

◎ 罗小林

2020 年 3 月，我们开始了《连城客家民间草药文化》的编撰工作，从结构策划到征编座谈，从交流走访到请教咨询，从伏案学习到修改整理，这一路走来，粗识了一些草药知识，知晓了连城民间草药应用的一些情况，得到了一点收获。借本书一角，请教方家，并与大家交流分享。

一、常见的草药品种

连城草药品种有多少，估计没有人能说出确切的数字。在我走访一位经营草药的药农时，他告诉我民间有两句话，一句是百草都是药，另一句是满山都是药，把门前百草和山中林木都包含了。可以这样认为，连城草药种类繁多，不计其数。一位老赤脚医生曾告诉我，他认识的草药有上千种，此言不虚。他曾经把两本 32 开的笔记本借给我看，那相当于是合订本，厚厚的，里面密密麻麻的手写小字记载的全是熟知的草药及应用实例；他还向我展示了 4 本 20 世纪六七十年代连城有关部门先后编写的常用中草药单方验方选，里面记载的草药品种很多。在连城城关，一位叫罗云娥的 50 余岁的妇女，经营了一家草药铺，面积有 20 余平方米，从地面到房顶立着的货柜放满各种药材，估摸着有上百种，全是民间常用于食疗的草药。在连城宣和乡，有一个"萱和谷本草生态园"，草药种植场面积有千余亩，种植了七叶一枝花、多花黄精、黄花倒水莲、半枫荷、厚朴等草药。

在整理本书的过程中，我们特地将本书各篇涉及应用的草药名称一一列出。据不完全统计，本书记载的有关应用的草药有 300 种左右。这说明，连城民众熟知并会用的草药当在 300 种以上。

二、常见草药的生长环境

在整理本书各种草药时，其生长环境引起了我们的注意，这涉及草药资源保护的问题。因此，我们一边学习书本知识，一边将收集到稿件中的草药进行对照，发现药用植物生长环境的大体情况如下：

村旁旷地常成片生长一年或多年生草本植物，如旱莲草、地胆头、艾、马齿苋、酢浆草等。

稻田边、水洼旁多生长怕干旱的草本植物，如鼠曲草、乞食碗、田基黄、水蓼等。

丘陵地带常见有耐旱的草本植物、灌木和亚灌木，如茅根、算盘子、金银花等。

高山密林多生长乔木和大藤本植物，如樟树、山苍树等。

阴凉潮湿的山谷中，常见溪黄草、石仙桃、石斛、七叶一枝花。

千米左右的山顶和深谷中，常见有黄连。

三、常见草药的性味功效

中医讲辨证施治，诊病要用"望闻问切"，识药要知"四气五味"，对草药而言，也当如此。中药包含植物药、动物药和矿物药，但大都是植物药，因此中药也称中草药。在连城，人们广泛应用植物药，特别是普遍用草药做药膳，懂得点"四气五味"的知识，指导自己在日常生活中用药，也未尝不是一件好事。

中草药的性能是按传统的中药理论"四气五味"来定的。"四气"，即寒、凉、温、热四种不同的药性。生姜是温性的，如因淋雨受凉，畏寒怕冷，喝一碗生姜汤，则汗出病解；黄连是寒性的，它有泻火的作用，若口干唇裂，舌苔薄黄，不想吃饭，民间叫作"上火"，服一些黄连，症状即消失。至于寒和凉、热和温只是程度上的不同，没有性质上的差别，微寒相当于凉，微热相当于温。还有一种不偏温也不偏凉的药物，称平性药。一般说来，寒凉性的药物都有清热泻火、凉血、解毒的作用；温热性的药物都有温中散寒、助阳通络的作用。"五味"即辛、酸、甘、苦、咸五种味道，五味各有不同的治疗作用。带有辛（辣）味的药，能发汗解表、行气止痛，如薄荷可治外感；带有酸味的药，能涩肠固脱、收饮止血，如水蓼可治腹泻、痢疾；带有甘味的药，能滋补强壮、缓急调中，如牛大力可治体虚无力；带有苦味的药，能清热解毒、燥湿泻火，如野菊花能退热消炎；带有咸味的药，能软坚散结、润肠通便，如决明子可通大便。另外还有能渗湿利水的淡味药及收敛止血作用的带有湿味的药，实际上不是"五味"，但一般习惯上仍称"五味"。

有人利用"四气五味"的知识，把草药大体按功效分为 17 种类别，现结合本书中出现的草药，试列举如下：

1. 解表类：苍耳、牡荆、鹅不食草等。

2. 清热解毒类：地胆草、鬼针草、茅莓等。

3. 清热利湿类：水蓼、马齿苋、积雪草等。

4. 祛风寒湿类：山苍子、山玉桂等。

5. 活血止血类：龙芽草、凤仙花、卷柏等。

6. 润肺化痰类：石斛、石仙桃、老鼠屎藤（铁包金）等。

7. 止咳定喘类：百部、鼠曲草等。

8. 止痛类：鲫鱼柴根、小茴香等。

9. 镇静催眠类：黄花菜、豨莶草等。

10. 补益类：金樱子、倒吊黄花根等。

11. 消导驱虫类：苦楝叶、石榴等。

12. 清肝明目类：木贼、野菊花等。

13. 利水通淋类：车前草、灯芯草、白茅根等。

14. 散瘀化结类：白花蛇舌草、半枝莲、排钱草等。

15. 拔毒止痒类：杠板归、虎耳草、蓖麻子等。

16. 外伤类：板蓝、香蒲等。

17. 蛇虫咬伤类：一枝黄花、半边莲、蛇莓等。

以上列出的草药，众人大多耳熟能详，以此为基础，不时关注，不断积累，是可以增进受益的。

参考资料：

1.《常用中草药手册》，北京：人民卫生出版社，1969 年。

连城部分常见草药介绍

◎ 杨彬芳等

连城草药资源丰富，品种很多，限于篇幅，不一一介绍。现选取了50种常见草药，按照人民卫生出版社出版的《常用中草药手册》中的分类，每类选取几种进行简单介绍，希望对大家认识草药起到一点作用，也佐证连城具有丰富的草药资源。

一、解表类

苍耳子
（菊科）

别名：苍子、牛虱子、猪耳、菜耳、老苍子等。

性味功效：味苦、甘、辛，性温，具有发散风寒、通鼻窍、祛风湿、止痛的功效。主治风寒感冒、鼻渊、风湿痹痛、风疹瘙痒等。

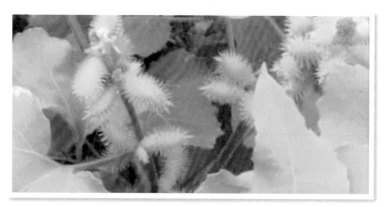

苍耳子

形态特征：一年生草本。根纺锤状，分枝或不分枝。茎直立不分枝或少有分枝，下部圆柱形，上部有纵沟，被灰白色糙伏毛。叶互生，有长柄；叶片三角状卵形或心表，先尖或钝，基出三脉，上面绿色，下面苍白色，被粗糙或短白伏毛。头状花序近于无柄，聚生，单性同株；雄花序球形，总苞片，密生柔生，花托柱状，托片倒披针表，小花管状，雄蕊花药长圆状线形；雌花序卵形，总苞片外列苞片小，内列苞片大，结成囊状卵形，外面有倒刺毛，顶有 2 个圆锥状的尖端，小花 2 朵，无花冠，子房在总苞内，每室有 1 花，花柱线形，突出在总苞外。成熟具瘦果的总苞变坚硬，卵形或椭圆形，绿色、淡黄色或红褐色；瘦果倒卵形，瘦果内含 1 颗种子。花期 7—8 月，果期 9—10 月。

生长环境：常生长于平原、丘陵、低山、荒野路边、田边。

牡 荆
（马鞭草科）

别名：荆条棵、五指柑、黄荆柴、黄金子、布荆柴等。

性味功效：味辛、微苦，性微温，具有祛风解表、和中顺气、解暑发汗、除湿杀虫、止痛除菌的功效。对风寒感冒、痧气腹痛吐泻、痢疾、风湿痛、脚气、流火、痈肿、足癣等症有治疗作用。

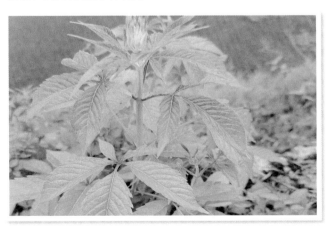

牡 荆

形态特征:落叶灌木或小乔木植物,分多枝。枝叶有清香味,小枝四棱形,叶对生,掌状复叶,小叶片披针形或椭圆形状披针形,边缘有粗锯齿,表面绿色,背面淡绿色,通常被柔毛。圆锥花序顶生,花冠淡紫色。果实球形,灰黑褐色。每年6—7月开花,8—11月结果。

生长环境:生长于低山山坡地、山脚、河边、路旁及村舍附近,喜光、耐阴、耐寒,以向阳干燥的地方为常见。

鹅不食草
(菊科)

别名:石胡荽、地胡椒等。

性味功效:味辛,性温,具有发散风寒、通鼻窍、止咳、解毒的功效。主治风寒感冒、鼻塞不通、寒痰咳喘、疮痈肿毒等。

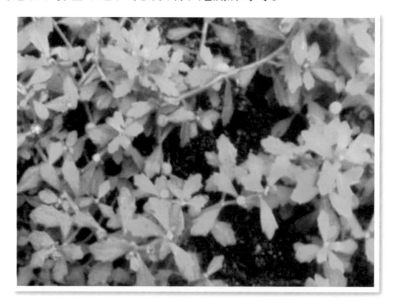

鹅不食草

形态特征:一年生匍匐状柔软草本。枝多广展,近秃净或稍被绵毛。叶互生;叶片小,匙形,先端钝,基部楔形,边缘有疏齿。头状花序无柄,腋生;总苞片边缘膜质;花托平坦或稍隆起;花杂性,淡黄色或黄绿色,管状;雌花位于头状花序的外围，多列，花冠短；两性花，数朵，位于头状花序的中央，花冠钟状，顶端4裂；雄蕊围绕花柱四周，花药短，基部钝形；花柱裂片短，钝或截头形。蒴果四棱形，棱上有毛，无冠毛。花期9—11月。

生长环境：生于稻田或阴湿处、路旁。

二、清热解毒类

地胆草
（菊科）

别名：草鞋根、草鞋底、磨地胆、地苦胆、牛托鼻、地胆头、东田草头等。

性味功效：味苦、辛，性寒，具有清热解毒、利尿消肿的功效。民间多用作食材，作为煲汤原料广泛使用。

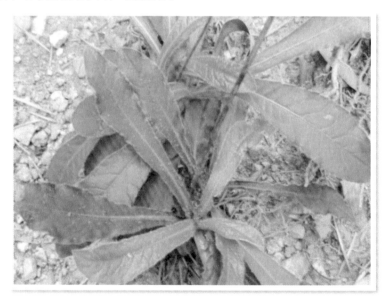

地胆草

形态特征：多年生草本。茎二歧分枝，多少粗糙，全株被白色粗毛。基生叶丛生，叶片匙形或矩圆状倒披针形，边缘稍具钝锯齿；茎生叶少，极小。头状花序着生长梗上，呈稀疏单歧聚伞排列，分枝处有叶状苞片，外层紫色，全为管状花；花冠淡紫色。蒴果有棱，顶端通常有 4 ~ 6 枚长而硬的刺毛。花期 7—11 月，果期 11 月至次年 2 月。

生长环境：常生于开旷山坡、路旁或山谷林缘。

茅 莓
(蔷薇科)

别名：三月泡、红梅消、虎波草等。

性味功效：味苦、涩，性凉，具有散瘀、止痛、解毒、杀虫的功效。常用于治疗吐血、跌打刀伤、产后瘀滞腹痛、痢疾、痔疮、疥疮等。

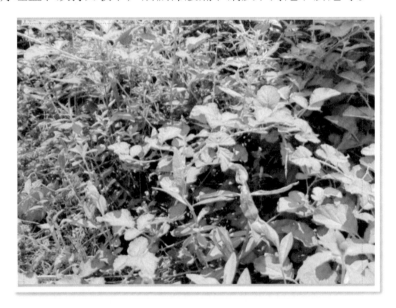

茅 莓

形态特征：落叶小灌木。有短毛和倒生皮刺。叶互生，复叶，小叶通常 3 对，偶见 5 对，上面深绿色，白色毛，小叶宽菱形至宽倒卵形；托叶针状。聚伞花序合成伞房状，花小，花瓣紫红色或粉红色。聚合果球形，成熟时红色。花期 5—6 月，果期 7—8 月。

生长环境：生于山坡杂木林下、向阳山谷、路边或荒野地。

鬼针草
(菊科)

别名：鬼钗草、虾钳草、蟹钳草、对叉草、粘人草、粘连子等。

性味功效：味苦，性微寒，有清热解毒、散瘀活血的功效。主治上呼吸道感染、咽喉肿痛、急性阑尾炎、急性黄疸型肝炎、胃肠炎、风湿关节疼痛、疟疾，外用治疮疖、毒蛇咬伤、跌打损伤等。

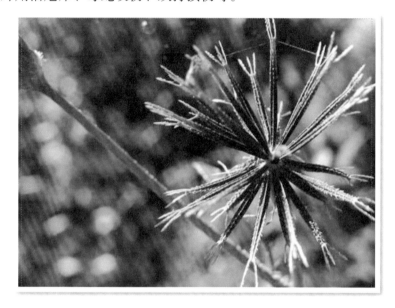

鬼针草

形态特征：一年生草本，茎直立，钝四棱形。茎下部叶较小，很少为具小叶的羽状复叶，两侧小叶椭圆形或卵状椭圆形。头状花序，总苞基部被短柔毛，条状椭圆形，上部稍宽。无舌状花，盘花筒状，冠檐5齿裂。蒴果黑色，条形，略扁，具棱，上部具稀疏瘤状突起及刚毛，顶端芒刺3～4枚，具倒刺毛。花期8—9月，果期9—11月。

生长环境：生于村旁、路边及荒地中。

三、清热利湿类

水 蓼
（蓼科）

别名：辣蓼、辣薯、蓼、虞蓼、泽蓼等。

性味功效：味辛、苦，性平，具有行滞化湿、散瘀止血、祛风止痒、解毒之功效。常用于湿滞内阻、脘闷腹痛、泄泻、痢疾、小儿疳积、崩漏、血滞经闭、痛经、跌打损伤、风湿痹痛、便血、外伤出血、皮肤瘙痒、湿疹、风疹、足癣、痈肿、毒蛇咬伤等。

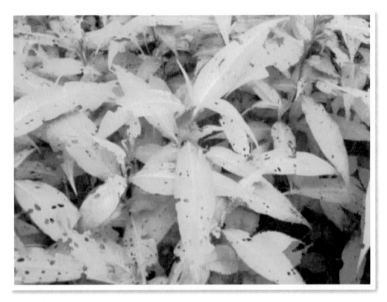

水 蓼

形态特征：一年生草本植物。茎直立，多分枝，叶片披针形或椭圆状披针形，两面无毛，被褐色小点，具辛辣味，叶腋具闭花受精花；托叶鞘筒状，膜质，褐色，总状花序呈穗状，顶生或腋生，花稀疏，苞片漏斗状，绿色，边缘膜质；花被绿色，花被片椭圆形，柱头头状。蒴果卵形，花期5—9月，果期6—10月。

生长环境：生长于河滩、水沟边、山谷湿地。

马齿苋
（马齿苋科）

别名：马苋、五方草、瓜子菜、麻绳菜、马齿菜等。

性味功效：味酸，性寒，具有清热解毒、凉血止血、止痢的功效。主治热毒血痢、痈肿疔疮、湿疹、丹毒、蛇虫咬伤、便血、痔血、崩漏下血等。

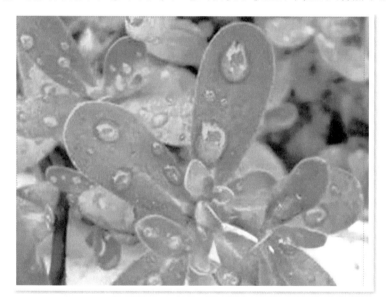

马齿苋

形态特征：一年生草本，全株无毛。茎平卧或斜倚，伏地铺散，枝淡绿色或带暗红色。叶互生，叶片扁平，肥厚，似马齿状，上面暗绿色，下面淡绿色或带暗红色；叶柄粗短。花无梗，午时盛开；苞片叶状；萼片绿色，盔形；花瓣黄色，倒卵形；雄蕊花药黄色；子房无毛。蒴果卵球形；种子细小，多数偏斜球形，黑褐色，有光泽。花期5—8月，果期6—9月。

生长环境：生于菜园、农田、路旁，为田间常见杂草。

铁苋菜
（大戟科）

别名：人苋、血见愁、海蚌念珠、叶里藏珠等。

性味功效：味苦、涩，性平，具有清热解毒、利湿、止泻、收敛止血的功效。用以防治肠炎病，对烂鳃病也有效。

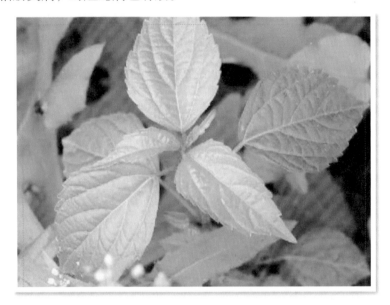

铁苋菜

形态特征：一年生草本。叶互生，叶膜质，长卵形、近菱状卵形或阔披针形，先端短渐尖，边缘具圆锯，基出三脉。花序腋生，雄花排列呈穗状或头状；雌花序藏于对合的叶状包片内，所以叫"海蚌念珠"。果小，三角状半圆形，表面有毛。花期5—7月，果期7—11月。

生长环境：喜生于土质潮湿的地方，如村边、田头、路旁草地。

积雪草
（伞形科）

别名：大乞食碗、马蹄草、葵蓬莱、崩口碗、连钱草、透骨草等。

性味功效：味苦、辛，性寒，具有清热利湿、解毒消肿、活血利尿的功效。主治湿热黄疸、痈疮肿毒、跌打损伤、解砒霜中毒及蕈中毒、解暑等。

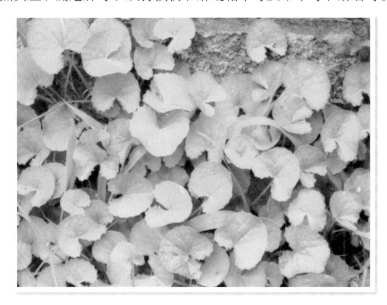

积雪草

形态特征：多年生匍匐草本。茎纤细伏地，无毛或稍有毛，节上生根。单叶互生，叶片近圆形或肾形，上面光滑，背面有疏柔毛，边缘有粗锯齿或钝齿；叶柄基部鞘状，无托叶。单伞形花序聚生叶腋，花梗生于叶腋；总苞片2层，萼片截头形；花瓣卵形，紫红色或乳白色，顶端微向内弯曲；雄蕊5枚，短小；子房下位，花柱2裂，较短。双悬果扁圆形，光滑，主棱线形。花期5—6月，果期7—8月。

生长环境：生于路旁、田坎、沟边湿润而肥沃的土地上。

溪黄草
（唇形科）

别名：土黄连、溪沟草、血风草、黄汁草、香茶菜等。

性味功效：味苦，性寒，具有清热利湿、退黄祛湿、凉血散瘀的功效。主治急性黄疸型肝炎、急性胆囊炎、痢疾、肠炎、跌打瘀痛等。

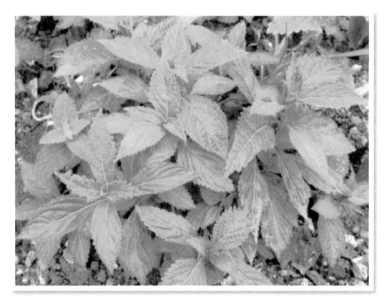

溪黄草

形态特征：多年生草本，根茎肥大，粗壮，向下密生纤细的须根。茎直立，钝四棱形，具四浅槽，有细条纹，带紫色，基部木质，近无毛，向上密被倒向微柔毛。叶柄上部具渐宽大的翅，腹凹背凸，密被微柔毛。圆锥花序生于茎及分枝顶上，花萼钟形，花冠紫色，小坚果阔倒卵形，先端具腺点及髯毛。花期5—10月，果期8—12月。

生长环境：常成丛生于山坡、路旁、田边、溪旁、河岸及草灌丛中。

四、祛风寒湿类

山玉桂
（樟科）

别名：阴香、土玉桂、稀花桂、桂皮树等。

性味功效：味辛、甘，性温，气香，有祛风散寒、温中止痛的作用。主治寒性胃痛、胃胀、腹泻，风湿骨痛等。

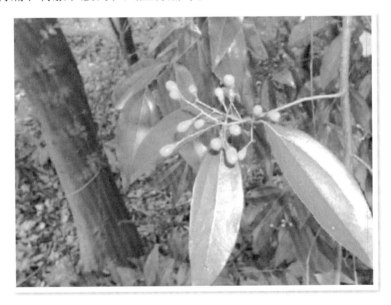

山玉桂

形态特征：常绿乔木，树皮灰褐色，有肉桂香气。叶互生近对生，披针形或长圆形披针形，先端短渐尖，基部宽楔形或近圆形，全缘，正面深绿色，光亮，背面粉绿色，离基三出脉，中脉与侧脉下面凸起，厚革质。花黄色或白色，伞房状花序，顶生。果实卵球形，熟时紫黑色，先端具小突尖，无毛；果托倒卵形，具齿裂，齿先端平截。花期4—6月，果期7—8月。

生长环境：喜生于大山深谷密林或疏林中，也见公路边、公园内、校园内常引种植。

山苍子
（樟科）

别名：山鸡椒、山苍树、山姜子、木姜子等。

性味功效：味辛、微苦，性温，具有祛风散寒、理气止痛的功效。根：用于胃寒呕逆、脘腹冷痛、寒疝腹痛、寒湿瘀滞、小便浑浊等。叶：外用治痈疖肿痛、乳腺炎、虫蛇咬伤，预防蚊虫叮咬等。籽：治感冒头痛、消化不良、胃痛等。

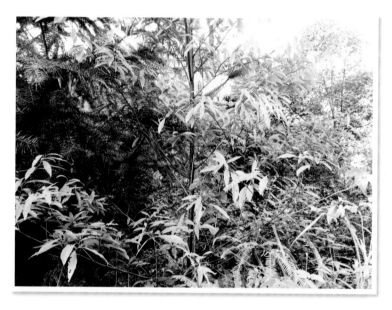

山苍子

形态特征：落叶灌木或小乔木，全体无毛，有强烈姜香。根圆锥形，灰白色。茎皮灰褐色，小枝细长。叶互生，叶片长圆状披针形或长椭圆形，先端渐尖，基部楔形，全缘，上面亮绿色，下面灰绿色，幼时被毛，后无毛。春季先叶开淡黄色小花，雌雄异株，花序总梗纤细，每梗顶端有苞片4层，伞形花序；雌蕊有盾状柱头。果球形，如黄豆大，香辣，成熟时黑色，基部有6齿状宿存花被。花期1—3月，果期7—10月。

生长环境：喜湿润气候，喜光，生于向阳的山地、灌丛、疏林或林中路旁、水边。

茋菝
(天南星科)

别名：茴香菖蒲、随手香、山柰、砂姜、狗肉香等。

性味功效：味辛，性温，具有行气止痛、祛风逐寒、解毒利水、豁痰开窍的功效。主治痰迷心窍、神志昏迷、牙关紧闭、胸闷腹痛、湿浊中阻、风湿关节痛、疝痛、水肿等；外用治无名肿毒。

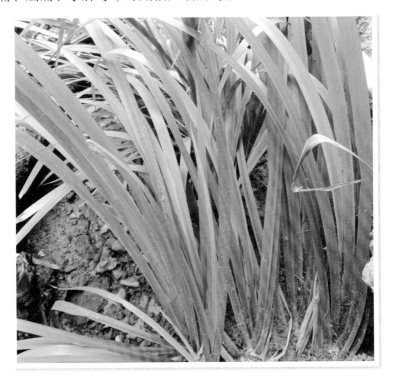

茋菝

形态特征：多年生常绿草本。根茎横走，白色带红晕，节明显。叶丛生根茎先端，线形，先端渐尖，全缘，暗绿色，光滑。花茎扁三棱形，佛焰苞叶状，基部与无柄的肉穗苞序相连，肉穗苞序圆柱形，柔弱，花小，两性，淡黄色，密生，花被6片。浆果肉质，倒卵形，用手指轻轻掐搓叶片，会有异香。花期3—7月，果期6—8月。

生长环境：生于水边、沼泽湿地或湖泊浮岛上，也常有栽培。

五、活血止血类

凤仙花
（凤仙花科）

别名：指甲花、急性子、凤仙透骨草等。

性味功效：味微苦、辛，性温，具有祛风除湿、活血止痛、解毒杀虫的功效。主治风湿肢体痿废、腰胁疼痛、妇女经闭腹痛、产后瘀血未尽、跌打损伤、骨折、痈疽疮毒、毒蛇咬伤、白带、鹅掌风、灰指甲等。

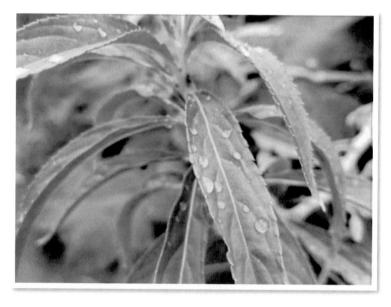

凤仙花

形态特征：一年生草本。茎粗壮，肉质，常带红色，节略膨大。叶互生，叶片披针形、狭椭圆形或倒披针形，先端尖或渐尖，基部楔形，边缘有锐锯齿；叶柄两侧有腺体。花不整齐，单一或数朵簇生于叶腋，密生短柔毛，通常为粉红色、红色、紫红色或白色；萼片2片，后面一片大，花瓣状，向后延伸成距；花瓣5枚，侧瓣合生，不等大；雄蕊5枚，花药黏合；子房上位，5室。蒴果纺锤形，熟时一触即裂，密生茸毛。种子多数，圆球形，黑色。花期6—

8月，果期9月。

生长环境：喜阳光，怕湿，耐热不耐寒，喜疏松肥沃的土壤，在较贫瘠的土壤中也可生长。

龙芽草
（蔷薇科）

别名：仙鹤草、脱力草、狼牙草、老鹤嘴、毛脚茵等。

性味功效：味苦涩，性寒，有收敛止血、消炎、止痢、解毒、杀虫、益气强心的功能。主治吐血、咯血、衄血、尿血、功能性子宫出血、痢疾、胃肠炎、阴道滴虫、劳伤无力、闪挫腰痛等；外用治痈疮。

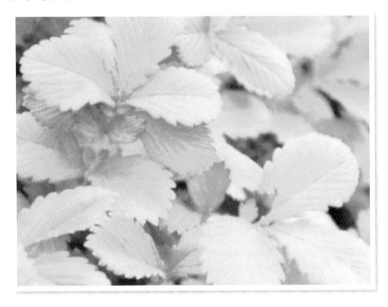

龙芽草

形态特征：多年生草本植物。根多呈块茎状，根茎短，叶为间断奇数羽状复叶，叶柄被稀疏柔毛或短柔毛；小叶片无柄或有短柄，顶端急尖至圆钝，边缘有急尖到圆钝锯齿，上面被疏柔毛，托叶草质，绿色，镰形，茎下部托叶有时卵状披针形，花序穗状总状顶生，花序轴被柔毛，花梗被柔毛；裂片带形，小苞片对生，卵形，萼片三角卵形；花瓣黄色，花柱丝状，柱头头状。果实倒卵圆锥形，被疏柔毛，顶端有数层钩刺，幼时直立，成熟时靠合。花期 7—9 月，果期 8—10 月。

生长环境：常生于溪边、路旁、草地、灌丛、林缘及疏林下。

旱莲草
（菊科）

别名：墨旱莲、金陵草、莲子草、旱莲子等。

性味功效：味甘、酸，性凉，具有凉血、止血、补肾、益阴的功效。主治吐血、咳血、衄血、尿血、便血、血痢、刀伤出血、须发早白、白喉、淋浊、带下、阴部湿痒、老鼠痣等。

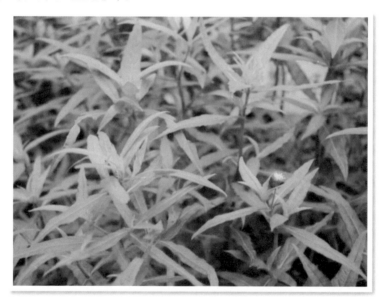

旱莲草

形态特征：一年生草本。全株被白色粉毛，折断后流出的汁液数分钟后即呈蓝黑色。茎直立或基部倾伏，着地生根，绿色或红褐色。叶对生；叶片线状椭圆形至披针形，全缘或稍有细齿，两面均被白色粉毛。头状花序腋生或顶生，总苞钟状，花托扁平，托上着生少数舌状花及多数管状花；舌状花雌性，花冠白色；管状花两性，黄绿色，全发育。蒴果黄黑色，无冠毛。花期7—9月，果期9—10月。

生长环境：生于路边、湿地、沟边或田间。

卷 柏
（卷柏科）

别名：还魂草、千年丛等。

性味功效：味辛，性平，具有生用活血、炒炭止血的作用。主治经闭、崩漏、便血、脱肛等。

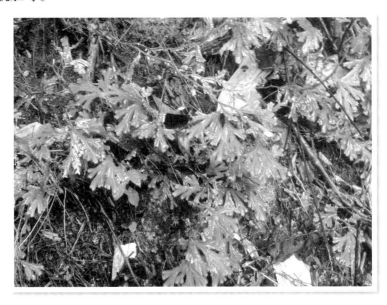

卷 柏 （胡艺生摄）

形态特征：多年生直立草本蕨类植物。高5～18厘米，主茎直立，常单一，茎部生多数须根；上部轮状丛生，多数分支，枝上再做数次两叉状分枝。叶鳞状，有中叶与侧叶之分，密集覆瓦状排列，中叶两行较侧叶略窄小，表面绿色。

生长环境：常生长于山地裸露的岩壁上。它的特点是耐干旱能力极强，细胞原生质的耐干燥脱水的性能远远强于其他植物。本县冠豸山较多。

荠菜
（十字花科）

别名：香荠、地丁菜、地菜、荠、花花菜、地米菜等。

性味功效：味甘、淡，性凉，具有和脾、利水、止血、明目的功效。主治痢疾、水肿、淋病、乳糜尿、吐血、便血、血崩、月经过多、目赤疼痛等。

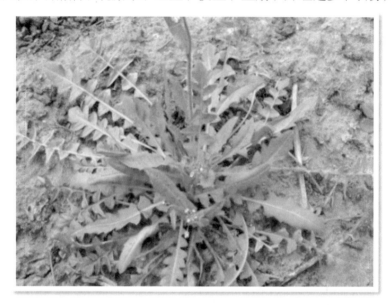

荠 菜

形态特征：一年或二年生草本。茎直立，基生叶丛生呈莲座状，叶片大头羽状分裂，顶裂片卵形至长圆形，顶端渐尖，浅裂，或有不规则粗锯齿；茎生叶狭被外形，基部箭形，抱茎，边缘有缺刻或锯齿。总状花序顶生或腋生，萼片长圆形；花瓣白色，匙形或卵形，有短爪。短角果倒卵状三角形或倒心状三角形，扁平，无毛，顶端微凹，裂瓣具网脉；种子呈椭圆形，浅褐色。花期3—4月，果期5—6月。

生长环境：生长于田野、路边及庭园。

六、润肺化痰类

石仙桃
（兰科）

别名：石橄榄、石山仙桃、石萸肉、石上莲等。

性味功效：味甘、淡，性凉，具有清热养阴、化痰止咳、润肺生津、利湿、消瘀的作用。主治感冒、咳嗽、咽喉肿痛、支气管炎、肺炎、哮喘、肺结核、淋巴结结核、小儿疳积、胃溃疡、十二指肠溃疡、胃炎、肝炎、痢疾、吐血、牙痛、头痛、眩晕、梦遗、白带、小便不利等，外用治慢性骨髓炎、跌打损伤、骨折、外伤出血等。

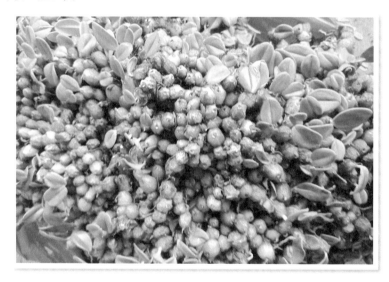

石仙桃

形态特征：多年生附生草本。根状茎通常较粗壮且短，匍匐状，覆有膜质鳞片状叶，具较密的节和较多的根；假鳞茎狭卵状长圆形或梭形，肉质，基部收狭成柄状，柄在老假鳞茎尤为明显。假鳞茎顶端并生叶2片，常呈倒卵状椭圆形、倒披针状椭圆形至近长圆形。花洁白或带浅黄色，芳香。石仙桃的蒴果呈倒卵状椭圆形，果形如阳桃。花期4—5月，果期9月至次年1月。

生长环境：附生于海拔 890 ~ 2100 米的林中、溪谷边或林地边缘的树干上、岩壁上或山林下具腐殖质的岩石上，海拔通常在 1500 米以下，少数可达 2500 米。

五指毛桃
（桑科）

别名：粗叶榕、三龙爪、亚桠木、五爪龙、五指牛奶等。

性味功效：味甘，性平，具有健脾补肺、行气利湿的功效。主治肺痨咳嗽、盗汗、肢倦无力、食少腹胀、水肿、风湿痹痛、肝炎、白带、产后无乳等。

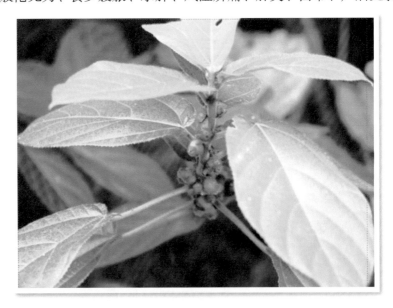

五指毛桃

形态特征：灌木或小乔木，嫩枝中空，小枝、叶和榕果均被金黄色的长硬毛。叶互生，纸质，长椭圆状披针形或广卵形，边缘具细锯齿，先端急尖或渐尖；托叶卵状披针形，膜质，红色，被柔毛。榕果成对腋生或生于已落叶枝上，球形或椭圆球形，无梗或近无梗；雌花果球形，雄花及瘿花果卵球形，无柄或近无柄，先端急尖，外面被贴伏柔毛；雄花生于榕果内壁近口部，有柄，花被片 4 枚，披针形，红色，花药椭圆形，长于花丝；瘿花花被片与雌花同数，子房球形，光滑，花柱侧生，短，柱头漏斗形；雌花生雌株榕果内，花被片4枚。蒴果近球形，表面光滑，花柱贴生于一侧微凹处，细长，柱头棒状。本种比较特殊，毛全部为钩状。花果期4—8月。

生长环境：生于山坡、沟谷、路旁的灌木丛中。

老鼠屎藤
（鼠李科）

别名：铁包金、老鼠草、鼠乳头、乌金藤等。

性味功效：味苦、微涩，性平，具有消肿解毒、止血镇痛、祛风除湿的功效。主治痈疽疔毒、咳嗽咯血、消化道出血、跌打损伤、烫伤、风湿骨痛、风火牙痛等。

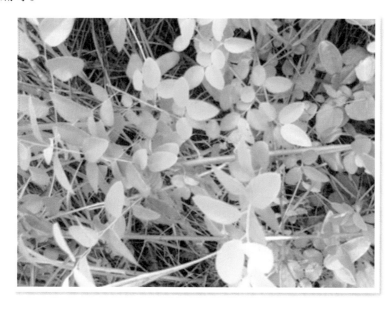

老鼠屎藤

形态特征：藤状或矮灌木。小枝圆柱状，黄绿色，被密短柔毛。叶纸质，矩圆形或椭圆形，顶端圆形或钝，具小尖头，基部圆形，上面绿色，下面浅绿色，两面无毛；叶柄短，被短柔毛；托叶披针形，稍长于叶柄，宿存。花白色，无毛，通常数个至10余个密集成顶生聚伞总状花序，或有时1～5个簇生于花序下部叶腋，近无总花梗；花芽卵圆形，长过于宽，顶端钝；萼片条形或狭披针状条形，顶端尖，萼筒短，盘状；花瓣匙形，顶端钝。核果圆柱形，顶端钝，成熟时黑色或紫黑色，基部有宿存的花盘和萼筒；果梗被短柔毛。花期7—10月，果期11月。

生长环境：一般生长在低海拔的山野、矮林、路旁、坡地及丘陵。

七、止咳定喘类

婆妇草
（百部科）

别名：蔓生百部、药虱药、百条根、百部草等。

性味功效：味甘、苦，性微温，具有润肺下气止咳、杀虫的功效。主治新久咳嗽、肺痨咳嗽、百日咳、头虱、体虱、蛲虫病、阴痒等。

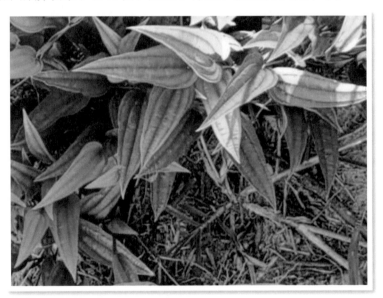

婆妇草

形态特征：多年生草本。叶片卵形至卵状披针形，先端锐尖或渐尖，基部圆形或宽楔形。花单生或数朵排成聚伞花序，总花梗完全贴生于叶片中脉上；

花被 4 片,开放后向外反卷;雄蕊花药顶端有一短钻状附属物。蒴果表面平滑,暗褐色,成熟裂开,有种子数粒。种子深紫褐色。花期 4—5 月,果期 7 月。

生长环境:生于阴坡灌木林下或竹林下。

鼠曲草
(菊科)

别名:佛耳草、清明草、细叶鼠曲草、父子草、乌云盖雪等。

性味功效:味甘、微酸,性平,具有化痰止咳、祛风除湿、解毒之功效。主治咳喘痰多、风湿痹痛、泄泻、水肿、蚕豆病、赤白带下、痈肿疔疮、阴囊湿痒、荨麻疹、高血压等。

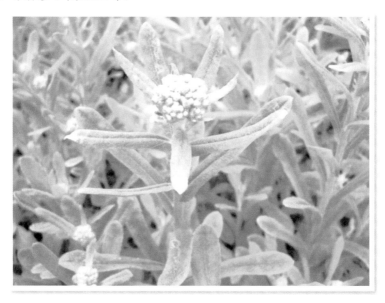

鼠曲草

形态特征:一年生草本。茎纤细,多数,丛生,密被白色绵毛。基部叶莲座状,花期生存,条状倒披针形,先端具小尖,基部渐狭,全缘;茎生叶向上渐小,条形,基部有极小的叶鞘。头状花序多数,在茎端密集成球状;总苞钟状,红褐色,干膜质,先端钝,外层总苞片宽椭圆形,内层长圆形;

花全部结实，外围雌性花的花冠丝状，中央两性花的花冠筒状，上部粉红色，5 齿裂。瘦果长圆形，有细点；冠毛 1 列，白色。花期 1—4 月，果期 8—11 月。

生长环境：生于山坡草地、路旁及田埂上。

八、止痛类

小茴香
(伞形科)

别名：茴香子、土茴香、野茴香、大茴香、谷茴香等。

性味功效：味辛，性温，具有温肾暖肝、行气止痛、和胃的功效。主治寒疝腹痛、睾丸偏坠、脘腹冷痛、食少吐泻、胁痛、肾虚腰痛、痛经等。

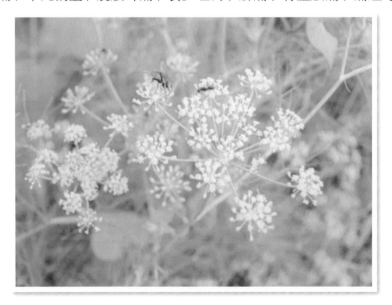

小茴香

形态特征：多年生草本。具强烈香气。茎直立，光滑无毛灰绿色或苍白色，上部分枝开展，表面有细纵沟纹。茎生叶互生；叶鞘边缘膜质；叶片轮廓为阔三角形，四至五回羽状全裂，末回裂片丝状。复伞形花序顶生或侧生，无总苞和小总苞；小伞形花序，花柄纤细，不等长；花小，无萼齿；花瓣黄色，倒卵形或近倒卵形，中部以上向内卷曲，先端微凹；雄蕊花丝略长于花瓣，花药卵圆形，淡黄色，纵裂；子房下位，2 室，花柱基圆锥形，花柱极短，向外叉开或贴伏在花柱基上。双悬果长圆形，主棱 5 条，尖锐；每棱槽内有油管 1 条，合生面有油管 2 条，胚乳腹面近平直或微凹。花期 5—6 月，果期 7—9 月。

生长环境：喜湿润凉爽气候，耐盐，适应性强，对土壤要求不高，但以地势平坦、肥沃疏松、排水良好的沙壤土或轻碱性黑土为宜。

乌 药
（樟科）

别名：乌药子、鲫鱼柴、台乌等。

性味功效：味辛，性温，有温中行气、散寒止痛的作用。主治寒性胃痛、胃胀、呕吐，膈肌痉挛，小儿遗尿，小便频数等。

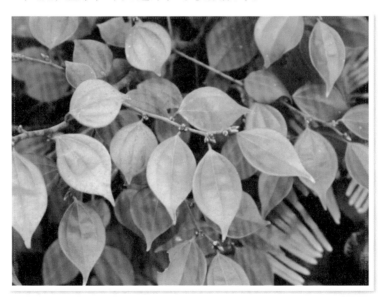

乌药

形态特征：常绿灌木，小枝有毛，木质硬。叶互生，椭圆形或卵形，革质，正面光亮绿色，背面粉绿色有绢毛，叶柄出三脉于叶片。花小，黄绿色，腋生。

核果椭圆形或圆形,熟时黑色。根木质膨大如小地瓜,略成串珠状,外面淡紫,内面白色,质硬。花期3—4月,果期5—11月。

生长环境:喜生于山野坡地灌木丛林中,亦可栽培于园地中。

九、镇静催眠类

黄花菜
(百合科)

别名:金针菜、柠檬萱草、忘忧草、萱草、忘忧草、萱草花等。

性味功效:味苦、辛,性温,具有止血、消炎、清热、利湿、消食、明目、安神的功效,可治吐血、大便带血、小便不通、失眠、乳汁不下等。

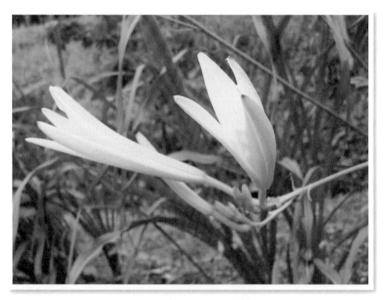

黄花菜

形态特征:一年生直立草本。全株密被黏质腺毛与淡黄色柔毛,叶为掌状复叶;小叶倒披针状椭圆形,边缘有腺纤毛。花单生于叶腋,花梗纤细;萼片狭椭圆形至倒披针状椭圆形,背面及边缘有黏质腺毛;花瓣淡黄色或橘黄色,倒卵形或匙形,基部楔形至多少有爪;子房无柄,圆柱形,除花柱与柱头外密被腺毛，花期时亦不外露，子房顶部变狭而伸长，柱头头状。果直立，圆柱形，密被腺毛，成熟后果瓣自先端向下开裂，表面有多条呈同心弯曲纵向平行凸起的棱；种子黑褐色。无明显花果期，通常3月出苗，7月果熟。

生长环境：耐瘠、耐旱，地缘或山坡均可。

豨莶草
（菊科）

别名：粘糊菜、猪膏草、粘金强子、粘苍子、黄花仔等。

性味功效：味苦，性寒，具有祛除风湿、强健筋骨、清热解毒的功效。主治风湿痹痛、疮疡肿痛、风疹湿疹瘙痒等。

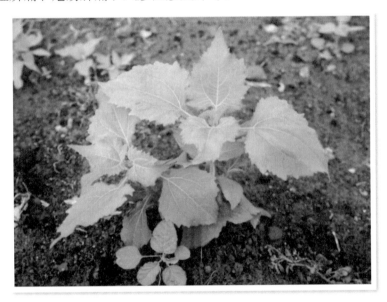

豨莶草

形态特征：一年生草本植物。茎直立，上部分枝常成二歧状，全部分枝有灰白色短柔毛。叶片三角状卵形、阔卵形或卵状披针形，顶端尖，基部阔，下延成有翅的柄，叶缘有不整齐的浅裂或粗齿，两面均有毛，叶背有腺点。花梗密生短柔毛；总苞阔钟状；总苞线状匙形或匙形，密生粘手的腺毛，故名粘糊菜，气味如猪臭，又名猪膏草；全为管状花。瘦果倒卵状四棱形，黑色，顶端无冠毛，有灰褐色环状突起。花期8—9月，果期9—12月。

生长环境：多生于坡地、村边、路边荒草地、灌丛、林边、田野。

十、补益类

山稔子
（桃金娘科）

别名：岗稔、山菍、当梨根、稔子树、桃舅娘、当泥等。

性味功效：味甘、涩，性平，具有养血止血、涩肠固精的功效。治血虚、吐血、鼻衄、便血、痢疾、脱肛、耳鸣、遗精、血崩、带下等。

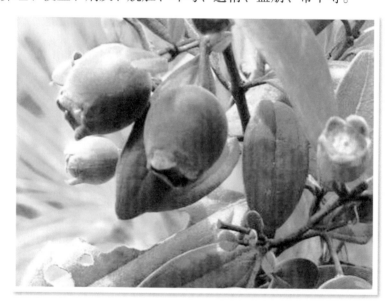

山稔子

形态特征：灌木，嫩枝有灰白色柔毛。叶对生，革质，叶片椭圆形或倒卵形，基部阔楔形，离基三出脉，直达先端且相结合，网脉明显。花有长梗，常单生，紫红色；萼管倒卵形，有灰茸毛，萼裂片5枚，近圆形，宿存；花瓣5枚，倒卵形；雄蕊红色；子房下位。浆果卵状壶形，熟时紫黑色；种子每室2列。花期4—5月，果期7—9月。

生长环境：多生长于山岗上，坑底溪旁、河滩与水田边也有它的踪迹。

金樱子
（蔷薇科）

别名：刺榆子、刺梨子、金罂子、山石榴、山鸡头子等。

性味功效：味酸、甘、涩，性平，有固精缩尿、固崩止带、涩肠止泻的功效。主治遗精滑精、遗尿尿频、崩漏带下、久泻久痢、脱肛、子宫脱垂等。

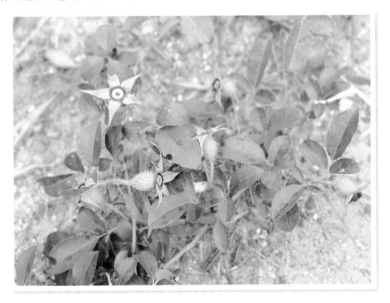

金樱子

形态特征：常绿攀缘灌木，茎红褐色；小枝粗壮，茎、枝上有倒钩刺。单数羽状复叶互生；椭圆状卵形或披针状卵形，革质，边缘具细齿状锯齿，叶柄和叶轴具小皮刺和刺毛。花单生于侧枝顶端；花梗粗壮，长花瓣白色，宽倒卵形，先端微凹；雄蕊多数；心皮多数，花柱离生，有毛，比雄蕊短很多。其果梨形、倒卵形，紫褐色，外面密被刺毛，萼片宿存。花期4—6月，果期7—11月。

生长环境：生长于海拔100～1600米、向阳多石的山野、田边、溪畔灌木丛中或路旁，生命力极强。

铁皮石斛
（兰科）

别名：铁皮斗、铁皮兰、黑节草等。

性味功效：味甘，性微寒，具有益胃生津、滋阴清热的功效。主治热病津伤、口干烦渴、胃阴不足、食少干呕、病后虚热不退、阴虚火旺、骨蒸劳热、目暗不明、筋骨痿软等。

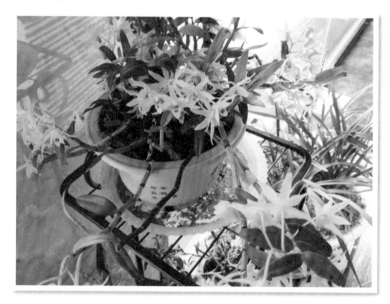

铁皮石斛

形态特征：茎圆柱形。叶鞘带肉质，矩圆状披针形，顶端略钩。总状花序生于具叶或无叶茎的中部；花淡黄绿色，稍有香气；花瓣短于萼片，唇瓣卵状披针形，先端渐尖或短渐尖，近上部中间有圆形紫色斑块，近下部中间有黄色胼胝体。花期4—6月，结果的品种较少，一般都是采摘花苞。

生长环境：喜温暖湿润气候和半阴半阳的环境，不耐寒，生于树上和岩石上。

黄花倒水莲
（远志科）

别名：倒吊黄花、黄花大远志、黄花远志、吊黄、黄花参、吊吊黄等。

性味功效：味甘、微苦，性平，具有益气养血、健脾利湿、活血调经的作用，属活血化瘀药下属分类的活血调经药。

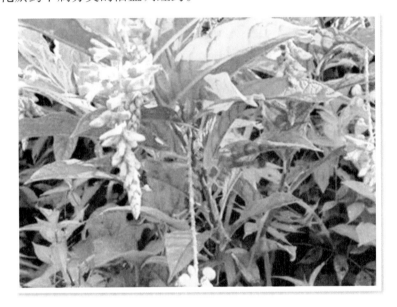

黄花倒水莲

形态特征：多年生落叶小乔木或灌木状，全株有甜味，树皮灰白色。小枝密被柔毛。叶披针形或椭圆状披针形，先端渐尖，基部楔形至钝圆，两面被柔毛。总状花序顶生或腋生，被短柔毛。萼片早落，花瓣黄色。蒴果宽倒心形至圆形，种子密被白色柔毛。花期5—8月，果期8—10月。

生长环境：生长于海拔 360 ～ 1650 米的山谷林下、水旁阴湿处。

十一、消导驱虫类

石榴皮
（石榴科）

别名：石榴壳、酸石榴皮、酸榴皮、西榴皮。

性味功效：味酸、涩，性温，具有涩肠止泻、止血、驱虫的功效。主治久泻、久痢、便血、脱肛、崩漏、带下、虫积腹痛等。

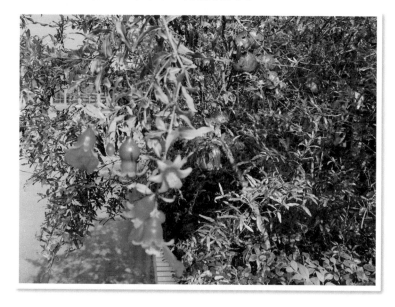

石榴皮

形态特征：石榴为落叶灌木或乔木，枝顶常成尖锐长刺，幼枝具棱角，无毛，老枝近圆柱形。叶对生或簇生；叶片长圆状披针形，纸质，先端尖或微凹，基部渐狭，全缘，上面光亮，侧脉稍细密；叶柄短。花大，1～5朵生枝顶；萼筒钟状，通常红色或淡黄色，裂片略外展，卵状三角形，外面近顶端有1个黄绿色腺体，边缘有小乳突；花瓣通常大，红色、黄色或白色，与萼片互生，倒卵形，先端圆钝；花丝无毛；花柱长超过雄蕊。浆果近球形，通常为淡黄褐色或淡黄绿色，有时白色，稀暗紫色，果皮肥厚，先端有宿存花萼裂片。

种子多数，钝角形，红色至乳白色，肉质的外种皮供食用。花期5—6月，果期7—8月。

生长环境：生于山坡向阳处或栽培于庭园。各地都有栽培。

苦楝皮
（楝科）

别名：苦楝、楝树果、楝枣子、苦楝树、紫花树、川楝皮等。

性味功效：味苦，性寒，具有杀虫、疗癣的功效。主治蛔虫病、蛲虫病、虫积腹痛，外治疥癣瘙痒等。

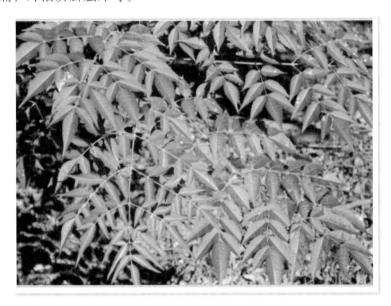

苦楝皮

形态特征：乔木。树皮灰褐色，有纵沟纹，幼嫩部分密被星状鳞片。2回奇数羽状复叶互生；小叶片长卵圆形；花淡紫色或紫色；花萼及花瓣均为5～6枚，花盘环状；雄蕊数为花瓣的2倍，花丝连合成一管；雌蕊1枚，子房上位，瓶状。核果椭圆形或近球形，黄色或黄棕色；种子扁平长椭圆形，黑色。花期3—4月，果期9—11月。

生长环境：生于疏林潮湿处。

十二、清肝明目类

节节草
（木贼科）

别名：土木贼、锁眉草、笔杆草、土麻黄、草麻黄等。

性味功效：味甘、微苦，性平，具有清热、利尿、明目退翳、祛痰止咳的功效。主治目赤肿痛、角膜薄翳、肝炎、咳嗽、支气管炎、泌尿系统感染等。

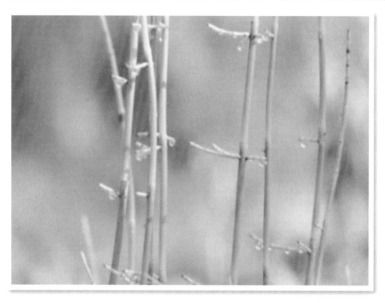

节节草

形态特征：节节草属中小型植物。根茎直立，横走或斜升，黑棕色，节和根疏生黄棕色长毛或光滑无毛。地上枝多年生。枝一型，绿色，主枝多在下部分枝，常形成簇生状；基部扁平或弧形，早落或宿存，齿上气孔带明显或不明显。侧枝较硬，圆柱状，孢子囊穗短棒状或椭圆形，顶端有小尖突，无柄性状呈长管状，不分枝。表面灰绿色或黄绿色，有 18～30 条纵棱，棱上有多数细小光亮的疣状突起；节明显，节上着生筒状鳞叶，叶鞘基部和鞘齿黑棕色，中部淡棕黄色。体轻，质脆，易折断，断面中空，周边有多数圆形的小空腔。气微，味甘淡、微涩，嚼之有沙粒感。

生长环境：喜近水生，长于溪边、河边、海边、水田边。

野菊花
（菊科）

别名：野黄菊花、苦薏等。

性味功效：味苦、辛，性微寒，具有疏散风热、消肿解毒的功效。主治疔疮痈肿、咽喉肿痛、风火赤眼、头痛眩晕等。

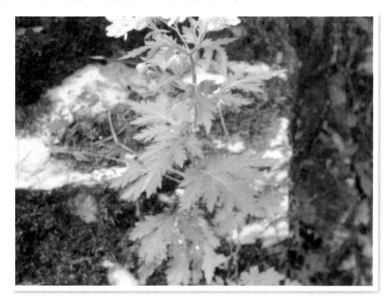

野菊花

形态特征：多年生草本。有地下长或短匍匐茎，茎直立或铺散，分枝或仅在茎顶有伞房状花序分枝。茎枝被稀疏的毛，基生叶和下部叶花期脱落。中部茎叶卵形、长卵形或椭圆状卵形；羽状半裂、浅裂或分裂不明显而边缘有浅锯齿。基部截形、稍心形或宽楔形，叶柄柄基无耳或有分裂的叶耳。头状花序，多数在茎枝顶端排成疏松的伞房圆锥花序或少数在茎顶排成伞房花序。总苞片约5层，外层卵形或卵状三角形，中层卵形，内层长椭圆形。全部苞片边缘白色或褐色宽膜质，顶端钝或圆。舌状花黄色，顶端全缘。花期 9—10 月，果期 10—11 月。

生长环境：多生于山坡草地、田边、路旁等野生地带。

十三、利水通淋类

车前草
（车前科）

别名：平车前、车茶草、蛤蟆叶、车前、牛舌草等。

性味功效：味甘，性寒，具有利尿、清热、明目、祛痰的功效。主治小便不通、淋浊、带下、尿血、黄疸、水肿、热痢、泄泻、鼻衄、目赤肿痛、喉痹、咳嗽、皮肤溃疡等。

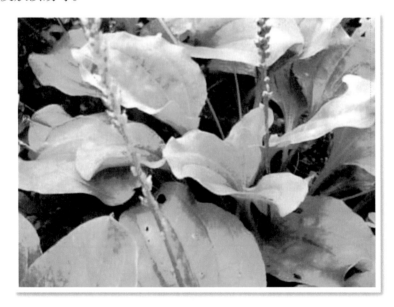

车前草

形态特征：

1. 车前：多年生草本。直根长，具多数侧根。根茎短，稍粗。叶基生呈莲座状；叶片薄纸质或纸质，宽卵形至宽椭圆形，叶柄基部扩大成鞘状。花序梗有纵条纹，疏生白色短柔毛；穗状花序细圆柱状。花萼萼片先端钝圆或钝尖。花冠白色，无毛，冠筒与萼片约等长。雄蕊着生于冠筒内面近基部，同花柱明显外伸，花药卵状椭圆形或宽椭圆形。蒴果圆锥状。种子近椭圆形，黑褐色。花期6—9月，果期10月。

2. 平车前：与车前的不同点在于，植株具圆柱形直根。叶片椭圆形、椭圆状披针形或卵状披针形，基部狭窄。萼裂片与苞片约等长。蒴果圆锥状。种子长圆形，棕黑色。

生长环境：生于草地、河滩、沟边、草甸、田间及路旁。

白茅根
（禾本科）

别名：茅根、茅草、白茅草等。

性味功效：味甘，性寒，具有凉血、止血、清热、利尿的功效。主治热病烦渴、吐血、衄血、肺热喘急、胃热哕逆、淋病、小便不利、水肿、黄疸等。

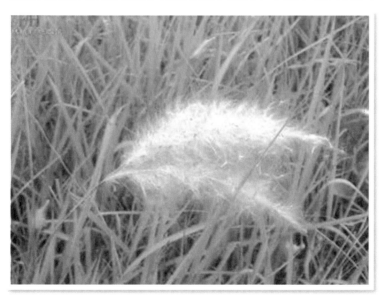

白茅根

形态特征：多年生草本植物。根壮茎白色，横走于地下，密集，节部生有鳞片，先端尖有甜味。秆丛生，直立，单叶互生，集于基部，老时基部常有破碎呈纤维状的叶鞘。叶片扁平，条形或条状披针形，夏季开花，圆锥花序圆柱状。花药黄色，分枝密集，具柄。颖果椭圆形，暗褐色，被白色长柔毛。花期5—6月，果期6—7月。

生长环境：生长于平原溪边、岸旁湿润草地中。

灯芯草
(灯芯草科)

别名：灯芯、虎须草、灯草、秧草、铁灯芯等。

性味功效：味甘、淡，性微寒，具有清心火、利小便的功效。主治热淋、石淋、血淋、水湿内停之水肿、小便不利、肾炎水肿、心烦不眠、小儿夜啼等。

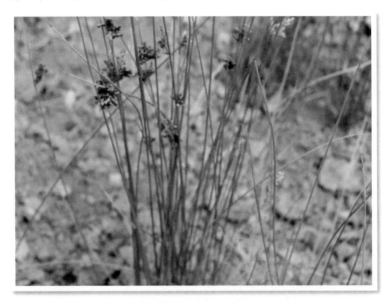

灯芯草

形态特征：多年生草本水生植物。地下茎短，匍匐性，秆丛生直立，圆筒形，实心，茎基部具棕色。鞘叶，退化呈鳞片状。花，穗状花序，顶生，在茎上呈假侧生状，基部苞片延伸呈茎状，雌蕊柱头3分歧。蒴果，卵形或椭圆形，褐黄色。种子，倒卵形，黄色。花期6—7月，果期7—10月。

生长环境：生于水旁或沼泽边缘潮湿地带。

十四、散瘀化结类

白花蛇舌草
(茜草科)

别名：蛇舌草、蛇针草、蛇总管、龙舌草、鹤舌草等。

性味功效：味苦、淡，性寒，有清热解毒、消痛散结、利尿除湿之功效，可用于治疗各种类型炎症。

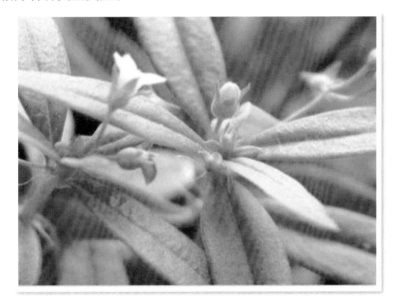

白花蛇舌草

形态特征：一年生无毛纤细披散草本。茎略带方形或扁圆柱形，光滑无毛。叶对生，无柄，膜质，线形，顶端短尖，边缘干后常背卷；托叶基部合生，顶部芒尖。花梗略粗壮，萼管球形，萼檐裂片长圆状披针形，顶部渐尖，具缘毛；花冠白色，管形，喉部无毛，花冠裂片卵状长圆形，顶端钝；雄蕊生于冠管喉部，花药突出，长圆形，与花丝等长或略长；花柱裂片广展，有乳头状凸点。蒴果扁球形，宿存萼檐裂片，成熟时顶部室背开裂；种子具棱，干后深褐色，有深而粗的窝孔。花期 7—9 月，果期 8—10 月。

生长环境：多生长于山地岩石上，多见于水田、田埂和湿润的旷地。

半枝莲
（马唇形科）

别名：眼镜草、赶山鞭、牙刷草、田基草、水黄芩、狭叶韩信草等。

性味功效：味辛、苦，性寒，具有清热解毒、利尿消肿、散瘀止血、抗癌的作用。主治咽喉肿痛、跌打损伤、水肿、黄疸、疔疮肿毒、肺痈、肠痈、蛇虫咬伤等。

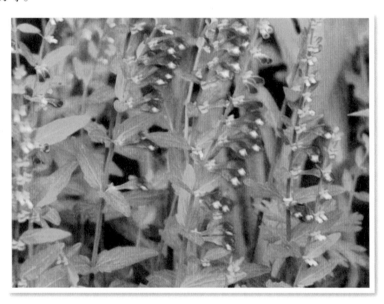

半枝莲

形态特征：多年生草本植物。根茎短粗，生出簇生的须状根。茎直立，下部伏地。茎四棱形，不分枝或很少分枝。叶对生，叶片卵形、三角状卵形或披针形，全缘或有疏齿。花蓝紫色，二唇形，顶生的对状花序，排列于花茎两侧，形似牙刷，故称牙刷草，花两边成对又似小眼镜，所以又称眼镜草。小坚果褐色，扁球形，具小疣状突起。花果期4—7月，果期6—11月。

生长环境：喜温暖气候和湿润、半阴的环境，常野生于丘陵和平坦地区的水田边、溪边或湿润草地上。

排钱草
（豆科）

别名：龙鳞草、双排钱、双金钱、午时合。其是豆科植物排钱树的地上部分。

性味功效：味淡、苦，性平，有小毒，具有疏风清热、解毒消肿之功效。常用于治疗感冒发热、咽喉肿痛、牙疳、风湿痹痛、水肿、肝脾肿大、跌打肿痛、毒虫咬伤等。

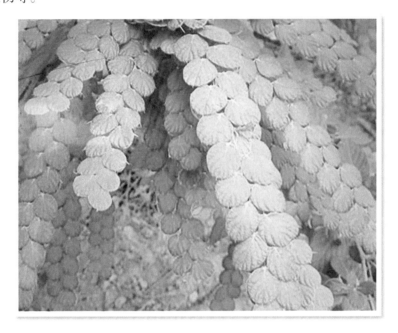

排钱草

形态特征：直立亚灌木。枝圆柱形，柔弱，被柔毛，三出复叶，具柄；叶片革质，顶端小叶长圆形。叶背网脉明显；总状花序，叶状苞片圆形，由多数伞形花序组成，花冠蝶形，白色，旗瓣椭圆形，翼瓣贴生于龙骨瓣。荚果长圆形，无毛或有柔毛，边缘具睫毛，先端有喙，种子褐色。花期7—9月，果期9—11月。

生长环境：生于山坡、路旁、荒地和灌木丛中。

十五、拔毒止痒类

杠板归
（蓼科）

别名：利酸浆、犁头刺藤、倒金钩、蛇倒退、犁头刺、河白草、蚂蚱簕、急解素、老虎脷、猫爪刺、蛇不过、蛇牙草、穿叶蓼。

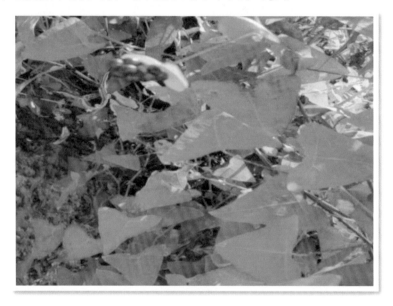

杠板归

性味功效：味酸，性凉，具有清热解毒、利尿消肿、止咳之功效。主治上呼吸道感染、气管炎、百日咳、急性扁桃体炎、肠炎、痢疾、肾炎水肿、蛇虫咬伤等。

形态特征：一年生草本。茎攀缘，多分枝，具纵棱，沿棱具稀疏的倒生皮刺。叶三角形，顶端钝或微尖，基部截形或微心形，薄纸质，上面无毛，下面沿叶脉疏生皮刺；叶柄与叶片近等长，具倒生皮刺，盾状着生于叶片的近基部；托叶鞘叶状，草质，绿色，圆形或近圆形，穿叶。总状花序呈短穗状；苞片卵圆形；花被5片，深裂，白色或淡红色，花被片椭圆形，果时增大，呈肉质，深蓝色。蒴果球形，黑色，有光泽，包于宿存花被内。花期6—8月，果期7—10月。

生长环境：生长于海拔80～2300米的田边、路旁、山谷湿地。

虎耳草
(虎耳草科)

别名：老虎耳、金线吊芙蓉等。

性味功效：味微苦、辛，性寒，有小毒，具有祛风清热、凉血解毒的功效。主治风疹、湿疹、中耳炎、丹毒、咳嗽吐血、肺痈、崩漏、痔疾等。

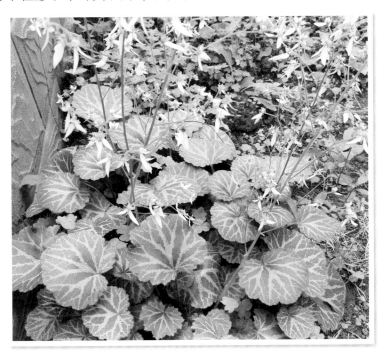

虎耳草

形态特征：多年生常绿草本。有细长的匍匐茎，带红紫色。叶通常数枚基生，肉质，密生长柔毛，叶柄很长；叶片圆形呈肾形，基部心形或截形，边缘有不规则钝锯齿，两面有长伏毛，上面有白色斑纹，下面紫红色或有斑点。

圆锥花序稀疏，花梗有短腺毛；花两侧对称；萼片卵形；花瓣白色，披针形，都有红色斑点；合生。蒴果卵圆形，呈嘴状。种子卵形，具瘤状突起。花期6—7月，果期10—11月。

生长环境：生于中性至微酸性富含有机质的土壤或岩石上、阴湿处及石隙间。

蓖麻子
（大戟科）

别名：大麻子、草麻子、蓖麻仁等。

性味功效：味甘、辛，性平，有毒，有消肿拔毒、泻下通滞的作用。主治痈疽肿毒、喉痹、大便燥结等。

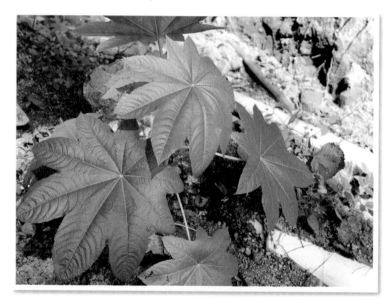

蓖麻子（胡艺生摄）

形态特征：一年生或多年生草本植物，热带或南方地区常成多年生灌木或小乔木。单叶互生，叶片盾状圆形，掌状分裂至叶片的一半以下，卵状披针形至长圆形，先端渐尖，边缘有锯齿，主脉掌状。圆锥花序与叶对生及顶生，下部生雄花，上部生雌花；单性花无花瓣；雄蕊多数，花丝多分枝；花柱，深红色。蒴果球形，有软刺，成熟时开裂，种子长圆形，光滑有斑纹。花期5—8月，果期7—10月。

生长环境：广为栽培。海拔20—500米村旁疏林或河流两岸冲积地常有野生。

十六、外伤类

板 蓝
(爵床科)

别名：马蓝。其根叫板蓝根、靛青根、蓝靛根、大青根，叶叫大青叶。

性味功效：味先微甜后苦涩，性寒，具有清热解毒、预防感冒、利咽之功效。可预防流脑、流感，也可治中暑、腮腺炎、肿毒、毒蛇咬伤、菌痢、急性肠炎、咽喉炎、口腔炎、扁桃体炎、肝炎、丹毒等。

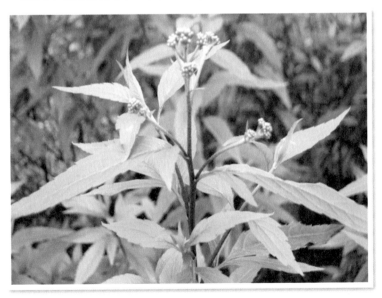

板 蓝

形态特征：双子叶多年生草本植物。基部木质化，多分枝；叶对生，呈椭圆状长圆形或卵形，顶端短渐尖，基部渐狭细，边缘有粗齿，干时茎叶呈蓝色或墨绿色。花无梗，花排成顶生或腋生的穗状花序，对生；花萼 5 裂片，裂片短阔，急尖；花冠堇色、玫瑰红或白色，漏斗状；花冠筒短圆柱形，喉窄钟形；蒴果棒状，上端稍大，稍具 4 棱。种子卵圆形，小基区以外散生稍明显的毛。花期 11—12 月。

生长环境：多数生长在潮湿、温暖的山地和阴沟中。

香 蒲
（香蒲科）

别名：东方香蒲、香蒲草。植物的干燥花粉叫蒲黄。

性味功效：味甘，性平，具有止血、化瘀、通淋的作用。主治吐血、衄血、咯血、崩漏、外伤出血、经闭通经、胸腹刺痛、跌扑肿痛、血淋涩痛等。

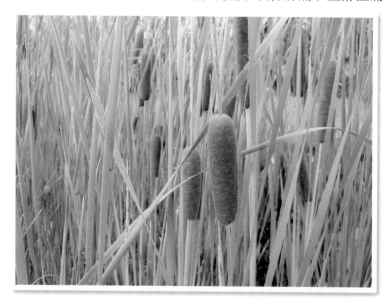

香 蒲

形态特征：多年生（水生或沼生）草本植物。根状茎乳白色，地上茎粗壮，向上渐细，叶片条形，叶鞘抱茎，雌雄花序紧密连接，果皮具长形褐色斑点。种子褐色，微弯。花果期 5—8 月。（香蒲经济价值较高，花粉即蒲黄入药；叶片用于编织、造纸等；幼叶基部和根状茎先端可做蔬食；雌花序可做枕芯和坐垫的填充物，是重要的水生经济植物之一。另外，该种叶片挺拔，花序粗壮，常用于花卉观赏。）

生长环境：生于湖泊、池塘、沟渠、沼泽及河流缓流带。

十七、蛇虫咬伤类

一枝黄花
（菊科）

别名：毛里金清、野黄菊、山边半枝香等。

性味功效：味辛、苦凉，性微温。全草入药，有能解毒清肿、疏风清热之功效。主治感冒头痛、咽喉痛、黄疸、顿咳、小儿惊风、跌打损伤、痈肿发背、鹅掌风等。

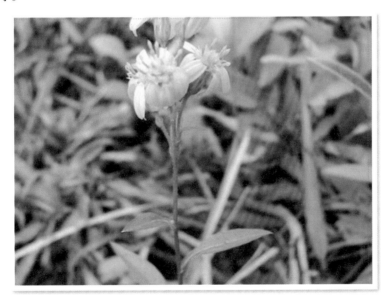

一枝黄花

形态特征：多年生草本。茎直立，基部光滑，或略带红色，少分枝。单叶互生；叶片卵圆形、长圆形或披针形，先端尖、渐尖或钝，基部下延成柄，边缘具尖锐锯齿，基部叶柄较长，花后凋落，上部叶柄渐短或无柄，叶片亦渐狭小或全缘。头状花序，黄色；总苞宽钟形，苞片通常 3 层，外层苞片卵状披针形，内层苞片披针形；边缘舌状花，雌性，中间为管状花，两性。瘦果圆筒形，光滑或先端略具疏软毛；冠毛白色，1 ~ 2 层，粗糙。花期 10 月，果期 11 月。

生长环境：生于海拔 565 ~ 2850 米的山坡、阔叶林缘、林下、路旁及草丛之中。

半边莲
（桔梗科）

别名：瓜仁草、急解索、细米草等。

性味功效：味辛，性平，有清热解毒、利尿消肿之效。主治毒蛇咬伤、肝硬化腹水、晚期血吸虫病腹水、阑尾炎等。

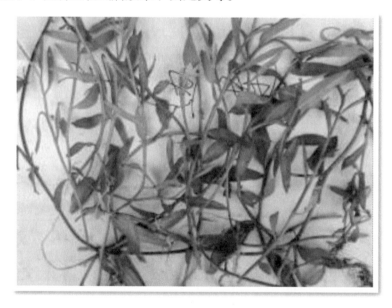

半边莲

形态特征：多年生草本。茎细弱，匍匐，节上生根，分枝直立，无毛。叶互生，无柄或近无柄，椭圆状披针形至条形，先端急尖，基部圆形至阔楔形，全缘或顶部有明显的锯齿，无毛。花通常 1 朵，生分枝的上部叶腋；花梗细；

花萼筒倒长锥状，基部渐细而与花梗无明显区分，无毛，裂片披针形，约与萼筒等长，全缘或下部有 1 对小齿；花冠粉红色或白色，背面裂至基部，喉部以下生白色柔毛；雄蕊花丝中部以上连合，花丝筒无毛，未连合部分的花丝侧面生柔毛，花药背部无毛或疏生柔毛。蒴果倒锥状。种子椭圆状，稍扁压，近肉色。花果期 5—10 月。

生长环境：喜潮湿环境，生于田埂、草地、沟边、溪边潮湿处。

蛇 莓
(蔷薇科)

别名：蛇泡泡、蛇含草、蛇不见、蚕莓、鸡冠果、野杨梅等。

性味功效：味甘、苦，性寒，具有清热解毒、凉血、散瘀的功效。主治热病、惊痫、咳嗽、吐血、咽喉肿痛、痢疾、痈肿、疔疮、蛇虫咬伤、汤火伤、跌打肿痛。

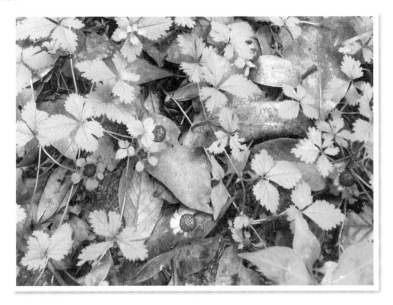

蛇 莓（胡艺生摄）

形态特征：多年生草本。全株密生白色细毛，根须状，淡黄色，有匍匐茎，掌状复叶，小叶片具小叶柄，倒卵形至菱状长圆形，叶柄细长，茎部有托叶

2枚;花托在果期膨大，海绵质，鲜红色，有光泽，外面有长柔毛。蒴果卵形，光滑或具不明显突起，鲜时有光泽。花期6—8月，果期8—10月。

生长环境：生于阴湿荒野地、石头下、水沟、屋檐边。

说明：

1. 资料由杨彬芳、邹善水、江初祥、杨垣生、林金才、吴有春、林家新、周宗胜、李光化、杨汀荣、江美兰等人提供。

2. 图片除特别注明外，都由本书作者提供。

药用篇

牡荆在民间的应用

◎ 李光化

药用篇

　　牡荆为落叶灌木或小乔木植物，连城各地广泛分布，本地俗称布荆柴，具有祛风解表、和中顺气、解暑发汗、止痛除菌的功效。根、茎、叶四时可采，秋季可采果实。其根、茎、叶与果实皆可入药。

一、功能主治

（一）果

1. 白带下。用牡荆子炒焦为末，饮服。

2. 小肠疝气。用牡荆子半升，炒熟，加酒一碗，煎开，趁热饮服。甚效。

3. 湿痰白浊。用牡荆子炒为末，每服 15 克，酒送下。

4. 耳聋。用牡荆子泡酒常饮。

（二）叶

1. 九窍出血。用荆叶捣汁，酒调服二合。

2. 小便尿血。治方同上。

3. 腰脚风湿。用荆叶煮水，熏蒸病人，以汗出为度。

（三）根

各种风疾。用七叶黄荆根、五加皮根、接骨草等分煎汤，每日饮服适量。

（四）茎

可治灼疮发热，风火牙痛，青盲内障。

（五）荆沥（牡荆的茎用火烤灼而流出的汁液）

1. 中风口噤。服荆沥，每次一升。

2. 头风头痛。每日取荆沥饮服。

3. 喉痹疮肿。取荆沥细细咽服。或以荆一把，水煎服。

4. 心虚惊悸，形容枯瘦。用荆沥两升，火上煎成一升六合，分四次服，白天服三次，晚上服一次。

5. 赤白痢久不愈。用荆沥饮服，每日五合。

6. 疮癣。用荆沥涂搽。

二、连城农家用法

将新长出的鲜嫩叶芽采摘加工成牡荆茶叶，保管备用。每逢夏季酷暑高温时节，酷热难耐，为预防中暑，或者中暑时，用牡荆茶叶冲泡开水或水煎服代茶饮。服后顿使人感觉神清气爽，消暑解乏，有立竿见影之功效。

牡荆具有消毒除菌的功效，人们酿酒时，都会采牡荆新鲜的枝叶，用于擦洗酒缸、酒坛等器具，起到消毒杀菌的作用，可避免酿酒中酒糟受到有害细菌污染而变质。这样酿出的米酒甘醇可口，酒香袭人，堪称美酒佳酿。

金樱子、枇杷的作用

◎ 杨汀荣

一、金樱子

金樱子为蔷薇科植物金樱子的干燥成熟果实。本地俗称鸡榄子，连南地区称鸡榄簕。全县皆有野生。其叶、根和果实皆可入药，常用于治疗遗精滑精、遗尿尿频、崩漏带下、久泻久痢。

（一）配伍与验方

1. 遗精、遗尿：成熟果实（去刺、子）100～150克或根100克，水煎服。（也可用250～500克，熬出汁液浓缩后，分多次喝。）

2. 子宫脱垂：根100～150克，水煎服。

3. 崩漏、白带过多：根75克加上地榆根（须用醋浸过）25克，水煎服。

4. 烧伤、烫伤：叶炒焦，研成粉，用山茶油调匀，敷伤处。

5. 小儿慢性腹泻：成熟的果实（去刺、子）25克、牛膝根15克，水煎服。

（二）治愈病例

1970—1971年，笔者二十一二岁，未婚，因生活贫困、身体虚弱，晚上常遗精、滑精。

村里一位长者说，金樱子的根能治愈此病。于是，笔者到山坡上挖来金樱子根三四斤，剁碎成片后晒干，加水慢火熬出红褐色汤汁，加入少量冰糖，每天早晚各喝100克左右。喝了五六天后，就再也不会遗精滑精了，精神也好多了。

（三）金樱子泡酒

金樱子泡酒具有降脂、抗菌、补肾固精的作用，特别是对防暑、止泻有奇特功效，是优质保健的野生果酒。

第一步：挑选果大、饱满、颜色暗红、成熟度好、无虫害的果实，挑好后把表皮的刺和毛去除，然后用清水清洗干净，沥干水分。

第二步：选择玻璃器皿或者是陶制的器皿，让金樱子酒更加浓郁醇香。泡酒前首先把器皿清洗干净，并沥干水分，把事先准备好的果实装入容器中，然后加入高度白酒或是纯粮米酒、白糖少许；酒中加糖的作用主要是用来发酵，更有利于发挥金樱子酒的价值。

第三步：把金樱子等都放好后，将器皿密封好，置于干燥阴凉的地方保存起来。一般浸泡两个月左右就可以喝了，不过泡的时间越长越好。

二、枇杷

枇杷具有润肺、下气、止渴之功效。入药部分为叶和果实，常用于治疗肺燥咳喘、吐逆、烦渴。

枇杷叶亦是中药的一种，以大片枇杷叶晒干入药，有清肺胃热、降气化痰的功用，常与其他药材制成"川贝枇杷膏"。枇杷种子及新叶带有轻微毒性，生吃会释放出微量氰化物，但因其味苦，一般不会吃足以致害的分量。

（一）配伍与验方

1. 肺热咳嗽：鲜枇杷肉 60 克、冰糖 30 克，水煎服。

2. 预防流行性感冒：叶（去毛）约 25 克，水煎，连服 3 天。

3. 急、慢性支气管炎：叶（去毛）约 25 克，加上一枝黄花全草，水煎服。

4. 回乳：叶（去毛）5 片约 20 克，加牛膝根 10 克，水煎服。

（二）治愈病例

1985 年，笔者女儿 3 岁，患感冒近一个月，吃了好些药都不见效。后来，笔者咨询一位老中医，他说用枇杷叶（用刷子去毛）四五片约 20 克，加陈皮 12 克左右，配少许冰糖、适量的水，水煎 10 分钟。只喝了三四次便见效了，连煎两剂吃后痊愈。

石橄榄、半枝莲、地胆草的应用

◎ 杨垣生

一、石橄榄

石橄榄，又名石仙桃、石山仙桃、石莫肉、石上莲等。喜在溪河渠圳边的石壁上匍匐生长，具有清热养阴、化痰止咳、润肺生津、利湿、消瘀的功效。以假鳞茎（兰科植物变态的茎，通常卵球形至椭圆形）或全草入药，野生，全年可采。

常用选方：

1. 肺热或肺燥咳嗽、咳血：鲜品 30 ~ 60 克，或干品 9 ~ 15 克，水煎服，每日 1 剂。

2. 梦遗：石橄榄全草 30 克，鲜金丝草全草 15 克，水煎服，每日 1 剂。

3. 慢性痹症、腰酸痛：鲜假鳞茎 100 ~ 200 克，酒水煎服。

4. 热淋：鲜全草 50 ~ 100 克，水煎服。

5. 胃火牙痛、虚火喉痛：鲜假鳞茎 50 ~ 100 克，水煎服。

6. 跌打损伤：鲜品捣烂，加酒外敷。

7. 咳嗽、咽喉肿痛：干品 25 ~ 50 克，水煎服，日服两次。

8. 眩晕、头痛：取鸡蛋 1 只，用针刺 10 余孔，置罐内，上盖石橄榄全草 100 克，加水炖半小时。饭后 1 小时服汤吃蛋，每日 1 剂。

二、半枝莲

半枝莲，连城地区也叫眼镜草。全草皆可入药，能清热解毒、利尿消肿、散瘀止血、抗癌。春夏采集，洗净晒干，扎把备用。

常用选方：

1. 背痈：鲜半枝莲根捣烂外敷。要留出白头，一天敷两次。另取全草

50克，水煎服，服四五次即可排脓。排脓后，用根捣汁滴入孔内，并用纱布包扎，一天换两次。

2. 痢疾：鲜半枝莲 150 ~ 250 克，捣烂绞汁服，或干全草 50 克，水煎服。

3. 尿道炎、小便尿血疼痛：鲜半枝莲 50 克，洗净，煎汤，调冰糖服，每日两次。

4. 咽喉炎、扁桃体炎：半枝莲、一枝黄花和鹿茸草各 15 克，一起加水煎药服用。

5. 吐血、咯血：鲜半枝莲 50 ~ 100 克，捣烂绞汁，调蜜少许，炖热温服，每日两次。

6. 胃气痛：干半枝莲 50 克，猪肚或鸡一只（去头及脚尖、内脏），水、酒各半炖熟，分两三次服。

7. 肝炎：用 25 克鲜半枝莲与 5 个红枣一起加水煎服。

8. 各种癌症：半枝莲、蛇葡萄根各 50 克，藤梨根 200 克，水杨梅根 100 克，白茅根、半边莲、凤尾草各 25 克，一起加水煎服。

9. 跌打损伤：半枝莲捣烂，同酒糟煮热敷。

10. 蛇头疔、淋巴腺炎：鲜半枝莲 50 ~ 100 克，调食盐少许，捣烂外敷。

11. 一切毒蛇咬伤：半枝莲洗净捣烂，绞汁，调黄酒少许温服，渣敷患处。

三、地胆草

地胆草，连南地区常称地胆头、东田草头，以全草入药，能清热解毒、利尿消肿。

验方：

1. 各种炎症性疾病（菌痢、感冒、扁桃体炎、咽喉炎、急性胃肠炎、尿路感染、结膜炎等）：地胆草 30 克，叶下珠、地锦、兔耳风各 15 克，水煎服，每日 1 ~ 2 剂；亦可使用单味地胆草。

2. 黄疸型肝炎、百日咳：地胆草全草 60 克，水煎服。

3. 肺热咳嗽：地胆草、肺形草各 30 克，水煎服。

4. 乳痈、肿毒、指疔、疮疖、湿疹、蛇伤：鲜地胆草 60 ~ 120 克，水煎服；另用鲜地胆草适量、酒糟少许，捣烂外敷或水煎外洗。

5. 急性中耳炎：鲜地胆草全草，捣汁点耳，一日 3 ~ 4 次。

黄栀子、山稔子、铁苋菜的应用

◎ 杨彬芳

一、黄栀子

黄栀子，又名栀子、山栀、山栀子、山黄栀，是一种既可观赏又可入药的植物，干燥成熟果实与根都可入药，有泻火除烦、清热利尿、凉血解毒的功效。

实用复方：

1. 湿热黄疸：黄栀子 20 克，鸡骨草、田基黄各 100 克，水煎，日分 3 次服。

2. 小孩高热惊风：黄栀子果实捣烂，加面粉适量成糊状，外敷内关穴（男左女右），约 24 小时即可退热。

3. 扭伤：果实两份，红花（中药）、桃仁各一份，捣烂，加面粉、鸡蛋清、米醋，拌匀，做成饼状，敷患处，效果很好。

4. 降三焦火：取黄栀子果实 12 克，加甘草 6 克煎水，或冲开水浸泡，待汁液析出呈红色，当茶喝，即可降火。（三焦，中医学名词，指上焦、中焦、下焦。从部位上分，上焦包括心、肺，中焦包括脾、胃，下焦包括肝、肾、膀胱、小肠、大肠等，分别属于胸部、上腹部和下腹部。三焦是体内脏腑功能的综合，也是气和水液运行的通路。）

5. 尿淋、血淋：鲜栀子二两、冰糖一两，煎服。

6. 小便不通：黄栀子果 7 枚，盐花少许、独颗蒜一枚，捣烂，摊纸花上贴脐，或涂阴囊上，良久即通。

7. 急性胃肠炎、腹痛、上吐下泻：黄栀子 15 克、盘柱南五味（紫金皮）根 25 克、青木香 10 克，上药炒黑存性，加蜂蜜 25 克，水煎，分两次服。

8. 胃脘火痛：大山栀子 7～9 枚，炒焦，水 300 克，煎七分，入生姜汁饮之。

9. 鼻中衄血：山栀子烧灰吹之。

二、山稔子

山稔子，也叫作桃娘、稔子、桃金娘、豆稔干，在连南一带叫东脯仔。山稔子通常作为药物来使用，可以内服，也可以煎汤服用，或者浸酒，外用需要研末调敷。

配伍与验方：

1. 孕妇贫血、病后体虚、神经衰弱：山稔子干 15 ~ 25 克，水煎服。

2. 鼻血：山稔子干 15 克、塘虱鱼 2 条，以清水 3 碗，煎至大半碗，服之。

3. 便血：山稔子干 25 克，水 2 碗，煎至八分服，日一次，连服数次。

三、铁苋菜

铁苋菜，别名人苋、血见愁、海蚌念珠、叶里藏珠，连城地区称野苋菜。药用全草，有清热解毒、利湿、收敛止血的功效。

（一）传统药方

1. 月经不调：鲜铁苋菜 100 克，水煎服。

2. 崩漏：铁苋菜、蒲黄炭各 15 克，藕节炭 25 克，水煎服。

3. 吐血、衄血：铁苋菜、白茅根各 50 克，水煎服。

4. 血淋：鲜铁苋菜 50 克，蒲黄炭、小蓟、木通各 15 克，水煎服。

5. 疮痈肿毒、蛇虫咬伤：鲜铁苋菜适量，捣烂外敷。

（二）治疗案例

1971 年 6 月，新泉公社乐江大队社员杨水兴患细菌性痢疾，先后服用氯霉素、土霉素、呋喃唑酮等西药，效果不佳，累治不愈。赤脚医生李梅生嘱杨水兴回去拔鲜野苋菜二两，水煎服，服用两剂即可见效。后来，李医生常使用此方，疗效都很好。

杨梅树根的药用与功效

◎ 周宗胜

在连城县姑田镇林区生长有野生杨梅树，杨梅果在端午节前后成熟，颜色自然鲜红，采摘洗净品尝，酸甜适中，是解暑生津的野果。成熟期，林农采摘野生杨梅果销售，每千克售价 10 元左右。杨梅果不仅能鲜食，人们还利用传统工艺制作成杨梅干作为休闲食品，泡饮生津止渴。用洗净的鲜杨梅浸酒，可制作成有滋补、祛风湿作用的"杨梅酒"。

杨梅树除了杨梅果外，杨梅树根也有很高的药用价值，有临床运用经验的民间中草药师，每年都会挖取一些杨梅树根，洗净黏土，成段或劈成片状储存备用。经过晾晒和加工以后的杨梅树根，具有较高的药用价值，能止泻也能抗菌消炎，但在服用杨梅树根煮液时，也有一些副作用，使用前应该对它多做了解。

一、药用与功效

（一）理气止血

杨梅树根入药后，能理气止血，对腹部胀痛和吐血咳血等症都有明显治疗作用，在需要时可取少量晒干后的杨梅树根（约 1 两），直接加清水煎汁后服用。另外，外伤出血时，可将杨梅树根研碎后直接外敷在出血部位上，也能较快止血。

（二）解毒消肿

杨梅树根具有明显的解毒作用。平时人们因身体内毒素淤积，导致皮肤出现肿痛或者恶疮时，可用一些杨梅树根煮水后适量服用，余下的药渣捣烂后可直接外敷在患处。这样能尽快解毒，也能让肿痛的症状消失。

（三）收敛止痛

杨梅树根能增强人体抗炎和抗菌能力，并有收敛止痛的作用。平时人们不小心烧伤烫伤时，使用它来治疗，既能防止伤处感染，又能缓解伤者疼痛，还能加快伤口愈合。需要时可把晒干后的杨梅树根研成粉末，直接外敷在受伤部位上，也可把它烧制成灰后，加麻油调制成药膏，涂抹伤处。

（四）调理脾胃

杨梅树根还能调理脾胃，增强肠胃消化功能，对脾胃不和、胃部疼痛、恶心呕吐等症，都有明显缓解和预防作用。另外，人们出现消化不良症状时，适量服用水煮杨梅根汤，也能起到明显缓解作用。它对保护人体消化系统有一定作用。

二、民间临床运用实例

姑田镇郭坑村妇女陈水群，多年来患腰痛疾病，虽经医治，康复效果不明显。2017 年 3 月，该村 89 岁高龄的余良凤老人结合自己的服用经验，告诉她取 1 两的晒干杨梅树根（片状），用清水浸透后，加入 1 斤猪龙骨，与 8 斤左右的清水同煮，煮至闻得到肉香时起锅，温热时一次喝一碗，早、中、晚各喝一碗。间隔一个星期，按上述用量，再煮一次服用即可。

陈水群照此民间偏方，服用两次杨梅树根煮水液后，腰痛至今未曾复发。

三、杨梅树根的副作用

平时，偶尔适量服用杨梅树根煮水液，不会有明显副作用，但过量服用，会加重身体多个器官负担，出现头痛、恶心、腹痛等不良反应，对人体健康产生不良影响。因此，日常生活中，因各人体质不同等因素，如果需要服用水煮杨梅根汤时，要在允许剂量之内，最好咨询专业药师或中医师，在他们的指导下使用。服用后，如果出现不适要立即停止使用。

山苍子的功效与作用

◎ 周宗胜

山苍子，为我国特有的香料植物资源之一，喜光或稍耐阴，浅根，荒山地、灌丛中、疏林内、林缘及路边都有野生植株生长，萌芽性强，用种子繁殖。在连城县姑田镇林区均有生长，20 世纪八九十年代，山苍子成熟期，有农户去采收回家，晒干后，中草药经营户会向他们收购用作药材。

一、山苍子的功效

山苍子又叫山鸡椒，为樟科植物。性味辛、微苦，有香气，无毒，枝、叶、果均具有芳香味，根皮及叶、果可供药用。山苍子具有温肾健胃、行气散结的功效，可用于治疗胃痛呕吐及无名肿毒等症。

用途：理气散结、解毒消肿、止血。

主治：痈疽肿痛、乳痈、蛇虫咬伤、外伤出血、脚肿、慢性气管炎等症。

用法用量：(1)外用。适量，鲜叶捣敷，或水煎温洗全身。(2)内服。适量，山苍子干品。

二、山苍子的作用

山苍子花、叶和果皮是提制柠檬醛的原料，供医药制品和配制香精等用，如柠檬醛为合成紫罗兰酮和维生素 A 的原料。种子含油约 40%，为工业上用油。全株可入药，有祛风、散寒、理气、止痛之效，主治感冒或预防感冒，果实入药，称"荜澄茄"，可治胃寒痛和血吸虫病。果及花蕾可直接做腌菜的原料。

三、民间临床用法

春季多雨，湿度高、雾气大，村民常到农田、林地从事农事、林事工作，涉河水捕鱼，体质较弱、曾患有风痛疾病者，会有风湿疼痛、感冒、畏寒（冷）等症状，而缺医少药的山区群众就会取半两左右的山苍子干品，咀嚼后用温开水吞服。

腹胀不适，取山苍子干品半两左右，捣裂，用2千克左右清水煮开，闻得到樟辣香味，起锅，稍凉后当茶饮用。一般口服两次，就可解除不适感。

四、注意事项

民间偏方是山区群众在生活实践中通过临床运用总结的，使用时，需根据个人体质、健康情况、症状、年龄等，确定是否使用和相应的用量。症状改善后即可停用。

过去，民间利用山苍子的功效，治疗相应疾病较为普遍。如今，医学发达，出现疾病时，患者都会选择到医院就诊，偶有患者会使用山苍子干品治疗相应疾病。

赖源草药好宜人

◎ 江阳太 / 搜集　　邹善水 / 整理

　　赖源是连城县高海拔山区乡，中草药资源十分丰富。曾有专家称其为"华东地区中草药资源宝库"。乡卫生院中医诊室江阳太先生搜集赖源所分布的部分草药名称和用途，由邹善水做文字整理如下。

一、一枝黄花

　　菊科植物一枝黄花全草入药，能解毒清肿、疏风清热。主治风热感冒头痛（风寒忌），上呼吸道感染，扁桃体炎，咽喉肿痛，支气管炎，肺炎，肺结核咳血，急、慢性肾炎，小儿疳积；外用治跌打损伤、毒蛇咬伤、疮疡肿毒、乳腺炎。

　　1. 感冒、咽喉肿痛、扁桃体炎：一枝黄花 9 ~ 30 克，水煎服。

　　2. 百日咳：一枝黄花、肺经草、兔儿风各 15 克，地龙 6 克，水煎服。

　　3. 头风：一枝黄花 9 克，水煎服。

　　4. 中暑吐泻：一枝黄花 15 克，樟叶 3 片，水煎服。

　　5. 乳腺炎：一枝黄花、马兰各 15 克，鲜香附 30 克，葱头 7 个，捣烂外敷。

　　6. 盆腔炎：一枝黄花、白英、白花蛇舌草各 30 克，贯众 15 克，水煎服。

　　7. 肾炎：一枝黄花 30 克，木通 12 克，葎草 15 克，水煎，加菜油 1 汤匙服，另用一枝黄花捣烂酒炒，敷于肚脐，每日一次。

二、鸡血藤

　　鸡血藤为豆科植物，生长于境内的林地、田边、山坡阳处、路边灌丛，有补肝肾、益精壮阳、止泻的功能。

　　1. 放疗引起的白细胞减少症：鸡血藤 30 克，黄芪 15 克，大枣 5 枚，水煎服。

2. 再生障碍性贫血:鸡血藤 60 ~ 120 克,鸡蛋 2 ~ 4 个,8 碗水煎成大半碗,每日 1 剂,长期服用。

三、金银花

金银花在境内的林地、山坡、丘陵地等都有生长。金银花的功效是清热解毒,凉散风热。在临床中,金银花主要用于治疗风热感冒,还有感染性疾病引起的发热、痢疾以及咽喉肿痛、咽炎,另外皮肤病,比如丹毒,各种痈、疮、疖,都可以用金银花进行治疗。金银花不能过量服用,否则容易诱发胃炎或胃肠炎。另外,金银花在冬季也尽量少服用,对身体不好,容易降低身体的免疫力。长期患胃病的人、体弱多病的人,也不要服用金银花,不然会使病情加重,对于康复没有好处。金银花不适合隔夜喝,应该即泡即喝。

四、车前草

车前草,生于草地、沟边、河岸湿地、田边、路旁或村边空旷处。其成熟时采收的种子叫车前子。车前草为车前草科植物车前及平车前的全株,味甘,性寒,具有祛痰、镇咳、平喘等作用。车前草是利水渗湿中药,主治小便不利、淋浊带下、水肿胀满、暑湿泻痢、目赤障翳、痰热咳喘。车前叶不仅有显著的利尿作用,而且具有明显的祛痰、抗菌、降压效果。它能作用于呼吸中枢,有很强的止咳力,能增进气管、支气管黏液的分泌而有祛痰作用。

1. 小儿单纯性消化不良:将车前子炒焦研碎口服。4 ~ 12 个月龄每次 0.5 克,1 ~ 2 岁 1 克左右,每日 3 ~ 4 次。

2. 高血压病:每日用车前子 3 钱(经 1 个月疗效不显著者加至 6 钱),水煎两次,当茶饮。

3. 转正胎位:孕妇在产前检查中发现胎位异常者,待其妊娠 28 ~ 32 周时,试服车前子可望胎位转正。

4. 颞下颌关节紊乱病:用 5% 车前子液 0.5 毫升,加入 2% 普鲁卡因 0.1 毫升,做关节内注射。

5. 慢性气管炎:将车前草制成浸膏片(每片 0.5 克),日服 3 次,每次 2 片(每日量相当于生药 1 两)。

6. 急、慢性细菌性痢疾：用车前草鲜叶制成 100% 煎剂，每服 60 ~ 120 毫升（可多至 200 毫升），每日 3 ~ 4 次，连服 7 ~ 10 天（慢性菌痢可延长至 1 个月）。

7. 流行性腮腺炎：车前草 30 ~ 60 克（干品 15 ~ 30 克），水煎服。

8. 慢性支气管炎：车前草 30 克，百部 15 克，水煎服。

9. 急性肾小球肾炎：车前草（带种子）15 克，玉米须 15 克，旱莲草 15 克，小蓟 15 克，每日 1 剂，水煎服。

10. 小儿遗尿症：车前草、当归各 60 克，麻黄 10 克，浓煎至 200 毫升。14 岁以下服 100 毫升，15 岁以上服 200 毫升。每晚睡前 1 小时服，7 日为一疗程。

11. 肾盂肾炎：车前草 30 克，金银花、黄连、黄柏、紫花地丁各 12 克，蒲公英、鱼腥草各 20 克，甘草 6 克，每日 1 剂，水煎，早晚各服 1 次。

12. 肾绞痛：车前草 50 克，金钱草 30 克，甘草 15 克，白芍 30 克，赤芍 15 克，当归 15 克，木香 10 克。水煎分 3 次服，每天一剂。

13. 久病肾结石、肾积水：车前草 30 克，车前子 15 克，黄芪 60 克，党参 45 克，金钱草 30 克，鸡内金 10 克，石苇 15 克，冬葵子 20 克。水煎分两次服，每日 1 剂，20 天为一个疗程。

对四种民间草药应用的研究与实践

◎ 邹善水

执业中医赖德辉对连城民间草药的疗效进行长期的临床实践与应用疗效研究，尤其对四种民间草药的应用颇有心得。现其将心得无私献出，由邹善水整理成文。

一、豨莶草

豨莶草是菊科植物豨莶、腺梗豨莶或毛梗豨莶的全草，分布于农村的房前屋后及荒地里。药用部分为植株的地上部分（根部不用），鲜用或晒干或酒蒸炮制后入药使用。其主要功效是祛除风湿，强健筋骨，清热解毒。本品生用清热解毒，可用于疮疡肿毒，以及风疹湿疹、乳腺炎、皮肤瘙痒等症。内服外用均可。本品药性偏于寒凉，用酒蒸制以后减轻了寒性，体质轻寒或病性偏寒者即可使用，如受寒湿诱发的痹证（风湿性关节炎）的肢体关节疼痛麻木症状均为对症。鲜草捣烂外敷可以治疗创伤引起的皮肤感染，有止痛止血生肉消肿的作用。今人多用于心脑血管病，有辅助降压作用，有利于脑血管病后遗症的调理。

1. 高血压：豨莶草 30 克，地骨皮 10 克，浓煎分 2 ~ 3 次服；或用其片剂，每服 1.5 克，每日 2 ~ 3 次。

2. 脑血管意外后遗症：豨莶草 500 克，以蜜、米酒或陈酒各 30 克层层喷洒，蒸透晒干，如此 9 次，粉碎。再用蜜 600 克，熬至滴水成珠，和入药末，为丸如梧子大。每日 20 克，早晚分服，以米汤或稀饭送下。

3. 夜盲症：豨莶草叶焙干研细末，每次 3 克，和猪肝（鸡肝更佳）15 克，共煎服。每日 1 次。

4. 急性黄疸型病毒性肝炎：豨莶草 30 克，紫草 30 克，鱼腥草 30 克，金钱草 30 克，龙胆草 20 克，甘草 10 克。每日 1 剂，水煎分两次服，15 天为一疗程。

5. 痹证：海风藤、络石藤各 15 克，鸡血藤 20 克，豨莶草、寻骨风、透骨草各 12 克。上肢痛甚者加秦艽、羌活、桂枝；四肢痛甚者加天仙藤、丝瓜络；下肢痛甚者加肉桂、独活、木瓜、牛膝。水煎服，每日 1 剂。

二、老鹳草

老鹳草，生于山坡、草地、田埂、路边及村庄住宅附近。老鹳草的主要功能是治疗风湿病，活血脉、通脉络，常常应用于风湿疼痛、风湿麻痹、肢体麻木、跌打损伤等症状，既可以内服又可以外用。老鹳草可以与当归、红花、苦参等一系列药物一起服用治疗病症。

1. 补充维生素、抗病菌。老鹳草对于病菌有很强的抵抗作用，对多种病菌如金黄色葡萄球菌、乙型链球菌、肺炎链球菌、卡他球菌等病菌都有抑制作用，并且对于甲型流感也有一定的抑制作用。

2. 止泻。老鹳草的提取物有止泻作用，会抑制小肠还有十二指肠的活动，并且会促进盲肠的活动，但是如果剂量变大就会出现泄下的现象。

3. 其他作用。老鹳草还有一定的抗癌症作用、止咳作用、抗氧化作用，还可消炎。

三、仙鹤草

仙鹤草，又名龙芽草，生长于树林和溪边、路旁、草地、灌木丛、林缘及疏林下。连城多地均有生长，也有人在农地种植。全草为强壮性收敛止血药，有强心、升血压、凝血、止血、凉血、抗菌等功效，市售仙鹤草素制剂为止血药；地下冬芽或带细根的冬芽能治牛绦虫、猪绦虫；全草制成 20% 的浓缩液，可治阴道滴虫，做农药可用来防治蚜虫、小麦秆锈病等。

（一）用药禁忌

1. 非出血不止者不用。

2. 过敏反应：胸闷、气短、心悸、烦躁、头晕眼花、面色苍白、四肢冰冷、寒战、血压下降。重者尚会面色潮红、大汗淋漓、中毒性球后视神经炎失明、腹痛腹泻、呕吐。

（二）配伍效用

1. 儿童血性胃肠炎：取鲜仙鹤草 100 克，凤尾草 100 克，鲜马齿苋 100 克，捣烂绞汁加适量蜂蜜口服。

2. 妇女经血不止：仙鹤草 50 克，水煎口服，每日 3 次。

3. 感冒咳嗽：仙鹤草 30 克，草珊瑚 30 克，水煎口服，每日 3 次。

4. 菌痢：仙鹤草 40 克，地锦草 30 克，水煎，脓多加红糖，血多加白糖，分 3 次服；或取鲜仙鹤草 100 克，鲜马齿苋 200 克，水煎频服。均为成人一天量，儿童酌减。

5. 慢性胃炎：仙鹤草 50 克，水煎 3 次，每次煎沸 20 分钟取汁，将 3 次药汁混合，分 3 次服，5 天为一疗程；或取仙鹤草 30 克，配乌药 10 克，水煎分两次服。均每日 1 剂。

6. 椎间盘突出：仙鹤草 45 ~ 60 克，怀牛膝 15 克，生地、熟地各 8 克，泽泻 6 克，水煎，每日分两次服。

7. 湿疹：鲜仙鹤草 250 克，或干品 50 ~ 100 克，加适量水煎煮，沸后 20 分钟取汁，用毛巾浸药汁烫洗患处，每次 20 分钟，早晚各 1 次。每剂药可用 2 ~ 3 天，但每次用前应重新煮沸。

8. 盗汗：以仙鹤草 30 ~ 50 克，大枣 20 克为基本方，偏阴虚加生地、麦冬、当归、白芍、五味子、山萸肉、女贞子、旱莲草等；虚火旺加知母、黄柏、玄参、地骨皮、青蒿等；属湿热者，加茵陈、黄芩、栀子、龙胆草、黄连等。水煎服，每日 1 剂。

9. 心律失常：仙鹤草 30 克，配决明子、生山楂、丹参、枸杞子、女贞子各 20 克；或配丹参 30 克，何首乌 20 克，女贞子、泽泻各 15 克，川芎、清半夏、夏枯草各 12 克，土茯苓 40 克，生甘草 6 克。均每日 1 剂，水煎服，对阵发性心动过速、房颤效果尤好。

10. 妇女阴痒：仙鹤草 60 克，苦参 30 克，蛇床子 10 克，枯矾 6 克，每日 1 剂，煎汤外洗两次。

11. 非淋菌性尿道炎：仙鹤草、马鞭草、车前草、金钱草各 30 克，白花蛇舌草、败酱草、益母草各 20 克，紫草、通草、灯芯草各 10 克，水煎分两次服，每日 1 剂。

12．癌肿：对泌尿系统、消化系统肿瘤有效果。可取仙鹤草 60 ～ 100 克加入随证方中煎服，也可取本品 500 克，加水煎煮，取汁约 3000 毫升，加入薏苡仁 250 克，煮粥或羹，每日早晚空腹温食 200 毫升，吃时调入适量蜂蜜。食完再煮，连续食用。用仙鹤草、大枣各 30 克煎服，还可减轻癌症放疗、化疗后对造血系统的损害。

此外，仙鹤草单用或入方还能治疗体虚感冒、支气管扩张（咯血）、腹泻、月经不调、疟疾、跌打损伤、疮痈、绦虫病、肝炎、口腔溃疡、久咳、烧烫伤、糖尿病等病症，是一味价廉易得的治病良药。

四、荔枝草

荔枝草，别名细叠子草、月面冷水花，生长于本县河边、荒地或路边，具有清热、解毒、凉血、利尿的作用。主治咽喉肿痛、支气管炎、肾炎水肿、痈肿；外治乳腺炎、痔疮肿痛、出血。

（一）药膳

1．采适量（约一把）的鲜荔枝草洗净切碎，打适量鸡蛋搅拌均匀，用油煎，趁热食用，每天 1 ～ 2 次。

2．采适量（约一把）的鲜荔枝草洗净切碎，拌入适量面粉和水，做成煎饼，趁热食用，每天 1 ～ 2 次。

以上两种使用方法对咳嗽、支气管炎、喉咙疼痛都有明显的疗效，其中咳嗽、喉咙疼痛 1 ～ 2 次即可痊愈，支气管炎 3 ～ 6 次即可痊愈。

（二）服用方法

1．按照中药煎制方法服用。

2．采一把荔枝草洗净加 3 碗水放入锅中，水沸后小火熬 15 分钟左右即可当茶喝，对咳嗽效果不错，一小时好转，两小时效果明显，三小时见好，而且不反弹。

3．嚼服。采一把新鲜荔枝草洗净，直接入口咀嚼，将汁液慢慢吞服，渣吐出，对咽喉肿痛有奇效。

4．提醒：服用之前要排除肺部感染导致的咳嗽。

用旱莲草配合治疗
急性出血性肠炎 11 例

◎ 江开燮

旱莲草为菊科植物鳢肠的全草，因为搓揉它的茎叶时，可见黑色的汁液流出，所以又叫"墨旱莲"，异名又叫金陵草、莲子草。旱莲草是连城民间常用的养肝益肾、凉血止血药物。

急性出血性肠炎，起病急骤，病死率较高，多见于 3 ~ 9 岁小儿，本文所记采用中医清肠解毒、凉血救阴之法为主治疗 11 例，疗效颇佳。11 个病例中，男性 8 例，女性 3 例，年龄在 5 ~ 16 岁之间，以 5 ~ 9 岁多见。所有病例粪便潜出血试验均为强阳性，其中 5 例大便常规见少许脓细胞；周围血象白细胞除 2 例高于 $10000/mm^3$ 外，余皆在 $10000/mm^3$ 以内。病情：中、轻型 6 例，重型 5 例。

（一）治疗及结果

11 例患儿全部住院治疗，其中 3 例以本主方加一般静脉输液治疗，余下 8 例除服中药外，短期适当加用抗生素、激素及 2 例休克患者加抗休克药物处理。主方：白头翁、黄连、黄柏、秦皮、丹皮、玄参、生地、麦冬、地榆、槐花各 30 克，文火浓煎，少量多次饮服。随证加减，如呕吐者煎后加入姜汁数滴；血便夹粪块者加大黄 10 克；腹胀者加川朴 6 克。另加鲜旱莲草用冷开水洗净捣汁频频冷饮或用本药干品 30 克加入主方中煎服。经上述治疗，本文 11 例全部痊愈出院，其平均退热时间为 4 天，平均血便消失时间及平均住院时间分别为 5 天及 7 天。

（二）讨论

据《证治要诀》："便血……浊而黯者为脓毒。"张景岳谓："火盛则迫血妄行。"我们根据收治的 11 例急性出血性肠炎的主证分析探讨，本病病机应为脏腑热毒、蕴积肠胃、灼伤阴络，迫血妄行阴血大耗，致肠段出血、坏死。又据叶天士曰："入血就恐耗血动血，直须凉血散血"，故我们采用清肠解毒、凉血救阴法治疗，方以白头翁汤善于清肠解毒，大剂增液汤有增阴液之功，而加入地榆、槐花、丹皮则能凉血止血兼能散淤，与生地、白头翁合用更加强其凉血止血作用。方药对症，切中病机是以有效。至于旱莲草是治疗本症之妙品，《中药大辞典》记载，本品有"凉血、止血、补肾、益阴之功"，配合使用以提高疗效。

药用篇

蛇莓治疗带状疱疹

◎ 黄卫平

缠腰蛇，现代医学上称带状疱疹，是由带状疱疹病毒所致，带状疱疹病毒经周围神经进入皮质，在神经组织内繁殖。中医认为本病多由情志内伤，肝气郁结化火，火毒外泛皮肤，或脾失健运，蕴湿生热，湿热蕴结皮肤所致。

一、处方及用法

取蛇莓一味（鲜草）100 克洗净、糯米 50 克、食盐少许，用石磨磨成糨糊状涂敷患侧，每日 3 次，连用 7 天。

二、带状疱疹临床表现

皮疹发生之前，病人常有轻度发热、疲倦无力、食欲不振等全身不适症状；1 ～ 2 天后，患处皮肤上出现不规则或椭圆形红斑；数小时内，红斑上出现粟米渐至绿豆大小水疱，密集排列成串，疱内水液由清亮转为混浊；5 ～ 6 天后疱液吸收结成干痂，痂皮脱落后遗留淡红色斑或色素沉着。部分水疱擦破后露出湿润面，易合并感染。若病重者，数群水疱互相联合成大片损害，甚则出现血疱。水疱通常发生在身体的单侧，不超过正中线，常按受损神经分布的区域出现，多发生在胸胁、背部，其次为面、颈、腹部。

疼痛是本病的又一主症，常在皮疹出现之前或与皮疹同时出现，疼痛的程度有轻重不同，有的很轻微，有的难以忍受，老年患者疼痛较剧。甚至在皮疹消失后数周或数月仍有皮肤疼痛。

本病一般在 2 ～ 3 周痊愈，重者病程长达一月左右，或遗留较长时间的神经痛。额部带状疱疹可波及眼球，而致视力障碍，甚则失明。若患者患有肿瘤、何杰金氏病、淋巴细胞型白血病等，则可发生全身性水疱，伴高热、头痛，甚则引起死亡。

三、医案

　　黄某，男，22 岁，1978 年 5 月经卫生院诊断为带状疱疹。由于家境贫寒，无力支付几十元的药费，回来我村卫生所调治，采用了青草药偏方：鲜蛇莓二两（100 克），糯米一两（50 克），食盐少许，用石磨磨成糊糊状涂敷，一日三次，一周后脱痂痊愈。

卖草药人谈四种草药的使用

◎ 罗美珍 / 口述　林家新 / 整理

张晖文、罗美珍夫妻从事赶圩卖青草药已 20 多年，草药帮助了不少患者减轻痛苦恢复健康。这与其祖父中医师张兴远、父亲张万新行医治病救人有很大关系，张晖文从小受到医学的影响，传承了家族精神。草药不能丢，民间多方子，只要下对症，病好如抽丝。现将他们的几个家传秘方介绍如下。

一、半边莲、米籽天红治疗乳痈

半边莲系桔梗科植物，生于田埂湿地，农民群众常用来利水解毒。米籽天红又名地耳草，也是草本植物，一般生长在田野湿地，人们常用来行瘀消肿。而这两种草药一起使用，疗效卓著。比如治疗乳痈（即产妇堵塞奶路）见效快，所以被人重视。

（一）应用方法

半边莲 75 克、米籽天红 75 克，鲜全草配适量白糖、黄酒捣烂冲开水服，渣外敷。半小时内即通。

（二）典型案例

六年前，当地一对年轻夫妻去深圳打工，半年后，妻子生下孩子，在深圳坐月子。也许是饮食问题或是其他原因，患了乳痈，哺乳期间非常痛苦，只好到医院看医生，开西药服，但时好时坏效果差。她母亲得知情况后，立马找罗美珍买了这两味草药快递到深圳，按照罗美珍交代的用法，过两天便通奶了，一家人非常高兴。

二、老鼠屎藤叶治疗腹股沟淋巴

老鼠屎藤叶具有极高的药用价值，四季叶子都为绿色，只有冬季时候才会茁壮生长，夏季受阳光的暴晒长得非常慢。它的叶子和根茎可入药，是一味名贵的中草药，药效极高。它的叶子具有活血化瘀、解毒消肿的药效。

（一）应用方法

老鼠屎藤鲜叶 100 ~ 150 克，配适量的白糖或酒仁糟，捣烂后外敷在手腕脉门处。记住如果是腹股沟右边发炎长出椭圆形（宽 1 厘米左右）的淋巴（当地叫卵骑），要在左手腕脉门处压敷；如果是腹股沟左边发炎长出椭圆形（宽 1 厘米左右）的淋巴，要在右手腕脉门处压敷。半小时后慢慢消肿，可免手术。

（二）典型病例

罗美珍说，她的小儿子读初中时，在 5 月份一个周六回家，儿子悄悄告诉她，走路不方便，会痛。她用手一摸，原来腹股沟右边有个小手指般大小的淋巴。她马上去采摘了老鼠屎藤叶，配点白糖捣烂后外敷在左手脉门处。他慢慢感觉驱散了，走路也不那么痛。半小时后淋巴消掉了。

三、臭葛根治疗皮肤过敏

臭葛根属豆科植物，生于山坡路边草丛中及较阴湿的地方，具有清热解毒、解痉镇痛、透疹止泻等功效。

（一）应用方法

臭葛根去杂质洗净，用水浸泡润透捞出，及时切片晒干。用干葛根80 ~ 100 克，配瘦猪肉 50 克煎水口服。

皮肤过敏如吃海鲜或龟鳖引起肚皮上一个个红色小圆点，会发痒越抓越多；还有冬天下冷水引起过敏，我们叫"发泠默"，使用臭葛根对此类皮肤过敏均有显著疗效。

（二）典型病例

一次一个农户在犁田时，从田坎下抓到一只鳖，回家后晚上做了顿美餐，一家人高兴地吃了，没有料到 11 岁的女儿晚餐后就全身起了鸡皮疙瘩，肚皮上有一个个红色圆点亮亮的，越抓越痒且更多。这时只好找出晒干的臭葛根配瘦猪肉炖水让她服下，第二天早上便好。有人打针吃药只能暂时不痒，过后又生起，用此方即止。

用草药治病是劳动人民长期和疾病做斗争的经验结晶。它具有疗效高、价格低廉、使用简便等优点，一向为广大群众所喜爱。

七个用草药疗病的事例

◎ 江初祥

一、排钱树

排钱树，别名牌钱树、摇钱树、笠碗子树、阿婆钱，生长于山谷阴湿处，具有破瘀散结、除湿、活络的功效。其根还有治疗肝硬化的功效。

邱××，男，新泉镇乐联村人。20世纪70年代末，经龙岩地区医院确诊患肝硬化（肝癌早期）。有人指点他以排钱树治之，其办法是到山间挖取排钱树之根，洗净剁碎，置于高浓度（45度以上）的白酒中浸泡，待药酒呈赤黄色，则取而饮之。每天2～3次，每次一小杯，持续1～2月。若有好转，可继续饮用直到病除。邱××饮用半年之后，重到龙岩地区医院复查，其肝硬化病灶消失。病愈后，又饮用了一段时间。至1996年，卒以天年。

江××，男，庙前镇庙前村人，曾与邱××为同事，亦患肝硬化之病，以同样的方法治愈。

二、荠菜

荠菜，别名荠草、香荠、护生草、菱角菜，连南地区俗称乌子草，生于田头地角、房前屋后、荒山野岭、沙丘河滩，遍布于本县各地，具有凉血止血、清热利尿的功效。

在每年3—4月间，连根拔起，洗净，鲜用或晒干备用。笔者多年亲自采制晒干备用。家人常用于清热利尿，用时抓一把药，以水清洗，加水煮沸，即可饮用，有明显的疗效；亦可与鱼腥草、黄荆子一起使用，有通便作用。

三、鱼腥草

鱼腥草，别名臭菜、臭射、臭根草、侧耳香、侧耳草、侧耳根，生长于水沟边、池塘边、田埂上、山坡湿地，具有清热解毒、消痈排脓、利尿通淋的功效。每年夏季茎叶茂盛时采摘，除去杂质，洗净，晒干备用。

笔者家中常备，用于腹痛腹泻、利尿通便，小儿洗澡去毒。

四、黄荆子

黄荆子，别名黄荆条、五指柑、上常山、布荆柴尾，生长于山坡、路旁、村边、田头地角，遍布于本县各乡镇，具有祛风、除痰、行气、止痛的功效。每年3—4月间，长出新嫩叶时，摘取新枝嫩叶，洗净，晒干备用；或待果实成熟之时，摘取其小坚果，晒干备用。

笔者多年采摘其新长出枝毛（并嫩叶），晒干备用，用于伤风感冒、咳嗽去痰。

五、白花蛇舌草

白花蛇舌草，别名蛇舌草、二叶葎、竹叶菜、虾腳草，生长于旷野、池塘边、草丛间，遍布于连城各乡镇，具有清热解毒、活血利尿的功效。夏秋季采收，洗净，鲜用或晒干。

孩童高烧时，采鲜草若干，洗净，用碗捣碎，冲开水，再蒸煮几分钟，去渣饮汁，高烧渐退。笔者家族世代沿用，有效。无鲜草时，可用干草，煎服。家人曾患咽喉炎，用西药无明显效果，用白花蛇舌草治愈。

六、石苇

石苇，别名石皮、石兰、肺心草、小石苇、石剑箸、金背茶匙，生长于山谷岩石或树干之上，偶见于连城各地山谷石壁之上，适应阴湿环境，具有利尿通淋、清热止血的功效。全年可采，除去根和根茎，洗净晒干备用。

可用于排出结石，笔者家人某年经B超检查，右肾有结石微粒。经人指点，饮用石苇汤剂，用了若干次，次年B超检查，肾结石消失。

七、青杆飞杨

青杆飞杨，别名青管飞杨，多年生木本，偶见于连城山谷间。

邱××，女，83岁，一日不慎，右脚脚趾碰撞台阶，伤及关节，两日后脚血浮肿，触痛不能下地行走。医院开处方，使用复方氯唑沙宗片、舒筋活络丸，外用云南白药气雾剂、关节止痛膏，均无明显效果。后改用青杆飞扬清洗，渐愈。即把晒干的青杆飞扬（全株，含根、茎、叶）剁碎，和水煮沸，待水呈赤色，把药水沥出，以盆盛之，先热敷，再清洗，然后浸泡，每天 2 ~ 3 次，肿痛渐消。1 周后肿胀基本消退，10 天后可下地行走。

我知道的七个民间药方

◎ 刘德谁

一、治痔疮验方

取鲜鱼腥草 250 克（或干品 100 克）水煎后倒入盆内，患者蹲在盆上方，先用蒸汽熏；待水温适宜时，用纱布蘸药液洗患处，每天 2 ~ 3 次，每天一剂。本方清热解毒，消肿止痛，对急性发作者有快速疗效。

二、石菖蒲泡酒治风湿性关节炎

石菖蒲 300 克，60 度白酒一瓶，将药放入酒中，密封浸泡半月后，就可启用。每日早晚各饮 10 ~ 20 毫升，一个月内喝完，症状可获减轻或缓解。

三、黄连、冰片治化脓性中耳炎

黄连 10 克，冰片 1 克，研末装瓶备用。先用棉签将耳内脓液掏尽，后滴入少许过氧化氢，再把过氧化氢擦干，然后将药粉吹入耳中，每天 2 ~ 3 次，3 ~ 5 天见效。

四、芦荟汁治烫伤

将鲜芦荟取汁，然后将消毒过的鸭毛（大片的）或药棉蘸上芦荟汁涂在患处。一天涂 2 ~ 3 次，有凉爽消毒效果。如果烫伤起水泡后，千万别将水泡擦烂，泡里的积水怎么办？只能用消毒过的棉线，穿入针后，把针穿过水泡。然后将线来回拉动，待水流掉后，线不敢取出，等第二天又有积水时，再将线拉动出水，等到没有积水时，才把线拉出；否则，重新长出皮就更麻烦了。

五、半枝莲治尿道炎

半枝莲 30 克，洗干净，水煎后取汁，调适量冰糖，每日分两次服用。

六、白矾治口腔溃疡

用刀片将白矾刮下细末（量以能覆盖创口为准），然后撒在创面上，静候 5 分钟即可。第二天再上次药，就可以康复。

七、指甲花（凤仙花）治灰指甲

用鲜指甲花捣烂敷在指甲上，一天两次，一个月后见效。

治疗肝大、早期肝硬化中草药单方

◎ 林小凤　黄卫平

一、肝大、肝硬化症状

肝大的症状表现为：身体疲倦乏力、厌油腻、食欲下降、恶心呕吐，还会出现肝区位置疼痛以及不适，同时伴有黄疸、腹水、肝掌、蜘蛛痣的情况，严重的患者还会有消化道出血、肝硬化。

临床上将肝硬化分为 5 个时期，包含代偿期和失代偿期两大类，分别有不同的表现。一般来说，肝硬化早期表现隐匿，不易察觉，晚期则常出现各种严重症状和相关的并发症，如循环障碍、脾脏肿大、腹水、黄疸及内分泌功能紊乱等。

代偿期包括临床 1 期和 2 期，其症状表现为：约 10% ～ 20% 的早期（代偿期）肝硬化患者无症状，或有乏力、食欲减退、腹泻等消化系统症状。除上述症状外，患者多表现为原发肝病的相应症状。1 期患者无静脉曲张及腹水，2 期无腹水、出血，但内镜可查及食管静脉曲张。10% ～ 20% 代偿期患者无任何症状，或有食欲减退、消瘦、无力、腹泻等非特异性的表现。

失代偿期主要为临床分期中的 3 期、4 期和 5 期，各期的特异性表现为：3 期有腹水但无出血，可伴或不伴食管静脉曲张；4 期以食管静脉曲张为主，可伴或不伴腹水；5 期主要为脓毒血症及肝肾综合征。

除以上特点之外，这三期均可能出现的表现如下：可有食欲减退，腹胀、腹痛、腹泻，乏力，体重下降等；出血倾向，如牙龈、鼻腔出血，女性月经过多，皮肤黏膜出血点及紫斑；内分泌系统失调，如男性性功能减退、乳房发育，女性不孕及闭经；慢性病容，如面色黝黑、口角发炎、面部的毛细血管扩张等；皮肤表现，如蜘蛛痣、肝掌。胸、腹壁静脉曲张，严重者曲张静脉可在肚脐周围形成水母头形状，甚至可在曲张的静脉上听到血管杂音；若出现黄疸，则预示病情进一步进展到中期，可表现为皮肤、黏膜和巩膜发黄；大约 1/3 的患者可有不规则发热，主要与感染及病情活动相关；若出现腹水，可表现为腹部移动性浊音阳性；肝性胸腔积液，多见于右侧（85%），偶有双侧（2%）及左侧（13%）。随着病变进展至晚期，可出现肝性脑病；一般肝硬化患者，早期肝脏增大，晚期坚硬缩小。

二、中草药单方

用中草药单方：排钱草二两，三斤以上红眼睛白兔一只。

排钱草，别名龙鳞草、双排钱、双金钱、午时合。

形态：亚灌木，小叶 3 片，顶生小叶长圆形，长 4 ~ 10 厘米，叶背网脉明显；总状花序，叶状苞片圆形，每对苞片内有 2 ~ 6 朵白色蝶形花，夏秋开花。

生长环境及采集：分布于云南、广东、广西、台湾、福建，生于山坡灌木丛中；全株夏秋采收，鲜用或晒干。

性状及功用：微甘，微温，有小毒；破瘀散结，除湿，活络。可治感冒、水肿、疟疾、肺结核、肝脾肿大、月经不调、子宫脱垂、风湿关节痛。

1995 年，黄某，男，42 岁，长期喝急酒（一碗 300 毫升黄酒一饮而尽），日积月累出现食欲不振、厌油腻、腹胀恶心、下肢水肿的症状，明显肝掌，建议住院治疗。由于家境贫困，介绍用排钱草单方二两，红眼睛白兔一只炖服，戒烟戒酒，少吃盐，少吃嘌呤食物，三个月后症状消失，痊愈。

连城客家草药偏方一二

◎ 罗道佺

连城县是纯客家县。连城先民在千百年的历史长河中，通过对劳作和日常生活的总结，积累了大量取材方便、疗效显著的民间草药偏方。笔者就以家族传承和自己的试用经历，介绍其中几种。

一、黄荆柴籽治急性胃炎

过去农村人常常患急性胃炎，特别是食物匮乏，以非正常食物充饥时，往往突然胃痛、腹胀，并从胃里呕出一种难闻的气味（当地叫"呕猪汁糁"），十分难受。这时，只要拿一把黄荆柴籽，在口中慢慢嚼烂后吞下（或就凉开水吞下），一会儿即止胀、止痛、止呕，疗效十分显著。

黄荆柴，植物名，学名牡荆，马鞭草科，属植物黄荆的变种，落叶灌木或小乔木；小枝四棱形。叶对生，掌状复叶，小叶片披针形或椭圆状披针形，广布于我国长江以南各省山坡路边灌丛中。顶端渐尖，基部楔形，边缘有粗锯齿，表面绿色，背面淡绿色，通常被柔毛。圆锥花序顶生，花冠淡紫色。果实球形，灰黑褐色。6—7月开花，8—11月结果。果实和叶皆可入药；对风寒感冒、痧气、腹痛吐泻、中暑、痢疾、风湿痛、脚气、流火、痈肿、足癣等症均有治疗作用。

入秋后将黄荆柴籽捋下晒干，存放密封容器中备用；一旦有"呕猪汁糁"症状时按上文方法服之，即愈。

二、陈萝卜菜治急性胃痛

当人突然消化不良、急性胃痛时，以陈萝卜菜约50克，置盆碗中，加清水没过陈萝卜菜，隔水蒸约20分钟，算出汤药，饮之；过两小时再蒸算第二次，再饮之，急性胃痛即可缓解。

陈萝卜菜即用萝卜叶制作、晒干的酸菜，其制作方法与用芥菜制作酸菜相同，只不过原材料是萝卜叶而非芥菜而已，此不赘述。萝卜叶腌制好后，晒干，放入陶罐中存储，越久疗效越好。

三、芒萁叶止血消炎

铁芒萁，拉丁学名 Dicranopteris linearis，也称芒萁骨、芒萁、小里白，属于蕨类植物门、薄囊蕨纲、水龙骨目、里白科的一种植物，当地方言叫"芦萁"，是一种遍布于南方丘陵地带的蕨类植物，过去农村常以它做煮饭燃料。叶子有点像杉树的叶子，又像梳头的篦子。它具有清热解毒、祛瘀消肿、散瘀止血的功效。

当人上山干活不小心被硬物刮伤或被刀割伤又一时无法就医时，将芒萁的嫩叶捋下，放入口中咀嚼至烂并敷于伤口，用布条包扎，即可立马止血，并起到消炎作用。待下山有条件时清除患处芒萁，用药水清洗消炎后上药包扎，不日即愈。

四、鱼腥草治肠胃不适

鱼腥草，名见《名医别录》。宋苏颂说："生湿地，山谷阴处亦能蔓生，叶如荞麦而肥，茎紫赤色，江左人好生食，关中谓之葅菜，叶有腥气，故俗称鱼腥草。"拉丁学名 Houttuynia cordata Thunb.，当地方言一般叫"臭鳝"，产于我国长江流域以南各省，是《中国药典》收录的草药，草药来源为三白草科植物蕺菜的干燥地上部分。夏季茎叶茂盛花穗多时采割，除去杂质，晒干。

鱼腥草味辛，性寒凉，归肺经，能清热解毒、消肿疗疮、利尿除湿、清热止痢、健胃消食，用治实热、热毒、湿邪、疾热为患的肺痈、疮疡肿毒、痔疮便血、脾胃积热等。现代药理实验表明，该药具有抗菌、抗病毒、提高机体免疫力、利尿等作用。

水鬼蕉在骨伤科的妙用

◎ 邓建辉

　　水鬼蕉，连城各地有栽培，属多年生鳞茎草本植物，叶基生，倒披针形，先端急尖。花葶硬而扁平，实心；伞形花序，3～8朵小花着生于茎顶，无柄；花径可达20厘米，花被筒长裂，一般呈线形或披针形；雄蕊6枚着生于喉部，而下部为被膜联合成杯状或漏斗状副冠，花绿白色，有香气。花期夏秋，蒴果卵圆形或环形，成熟时裂开。种子海绵质状，绿色。叶：辛，温，具有舒筋活血、消肿止痛的功效，用于治疗风湿关节痛、甲沟炎、跌打肿痛、痈疽、痔疮等。

　　本文介绍其在骨伤科的妙用。

　　成分：新鲜水鬼蕉叶。

　　制作：将新鲜水鬼蕉叶放入沸水中烫熟，冷却后用药酒浸泡备用。

　　功能：清热解毒、消肿止痛。

　　主治：闭合性骨折和新鲜软组织损伤。

　　用法：将药叶平放在患处，二层为好，再以不透水材料覆盖其上，外用胶布或绷带包扎。连续使用12～24小时，取下药叶，清洁患处，更换药叶。

　　副作用：使用时间过长，易出现皮肤过敏；用后可有皮肤皱褶现象，不必特殊处理，一小时后可自行消除。

　　禁忌：皮肤过敏。

胃出血找瑞香花，止咳用干鱼腥草

◎ 江东

一、瑞香花

瑞香花花名寓意吉祥而花又具观赏价值，在客家人庭院中广有种植。瑞香科植物瑞香（Daphneodora Thunb.）的花，药典称有活血止痛、解毒散结之功效，常用于治疗头痛、牙痛、咽喉肿痛、风湿痛、乳痈、乳房肿硬、风湿疼痛。但其花蕾独特的治疗胃出血功能却是秘方，不为太多的人所知。具体用法是将花蕾和烧至炭状的海螵蛸各10克一比一研末，再加5克糖温水吞服。白糖的配伍主要功效是敛血；海螵蛸为乌贼科动物无针乌贼（Sepiella maindroni de Rochebrune）、金乌贼（Sepia esculenta）的内壳，具有固精止带、收敛止血、制酸止痛、收湿敛疮的功效；瑞香花蕾的使用干湿皆可。这三种的搭配之方已经使许多垂危的病人转危为安，且服用1～2次就明显见效，非常经济实惠。而一般的胃出血仅用瑞香花加些白糖即可。笔者曾有过胃出血，偶得此方治愈；奇方不自持，受教于父亲，献于社会。

二、鱼腥草

鱼腥草，客家话称狗贴耳。三白草科植物，产于中国长江流域以南各省。其搓碎有鱼腥气，味微涩，作为药材和食品有清热解毒、止咳祛痰、促进排尿的作用。客家人常用于止腹泻，但治久咳不止的作用不常为人知。一般热咳，干鱼腥草煮汤服用即可；药膳以猪肺共煮，味佳，效果更好。

白花蛇舌草、溪黄草治病实例

◎ 黄联福 / 提供　　黄瑞铭 / 整理

一、白花蛇舌草

白花蛇舌草,别名蛇舌草、蛇舌癀、蛇针草、蛇总管、白花十字草、尖刀草、龙舌草等。一年生披散草本,高 15 ~ 50 厘米。根细长,分枝,白花。茎略带方形或扁圆柱形,光滑无毛,从基部发出多分枝。叶顶端短尖,边缘干后常背卷,上面光滑。花期春季,花单生或成对生于叶腋,边缘具睫毛;花冠白色,漏斗形。蒴果扁球形。生长于海拔 800 米左右的地区,多生长于山地岩石、水田、田埂和湿润的旷地。

白花蛇舌草的药理作用为:

1. 增强免疫功能。内服后抗感染作用明显,系通过刺激网状内皮系统,增加白细胞吞噬功能以提高血清杀菌力。

2. 抑瘤作用。白花蛇舌草在体内对白血病细胞如急性粒细胞白血病细胞、急性淋巴性白血病细胞有抑制作用。

白花蛇舌草主治:肺热喘咳、咽喉肿痛、肠痈、疖肿疮疡、毒蛇咬伤、热淋涩痛、水肿、痢疾、肠炎、湿热黄疸。目前根据白花蛇舌草药理对癌细胞具有一定的抑制作用,用于治疗多种癌肿。

白花蛇舌草可治疗以下疾病:

1. 治小儿肺炎、阑尾炎、胃炎、肝炎等。肝火过旺可用白花蛇舌草 20 克水煎,或炖排骨汤亦可。

2. 治疗直肠癌:

案例一: 患者庙前镇芷溪村黄 ××,1956 年生,现年 64 岁,老烟民。2015 年患直肠癌晚期,当时经常性出现便意频繁、排便习惯改变、排便前肛门下坠感、里急后重、排便不尽感，后期出现带血黏液便、肚子疼痛等症状。经龙岩二院确诊为直肠癌晚期，并住院手术治疗。直肠癌切除后从腹部导管排便，因病情较严重，在住院期间病情曾出现反复，当时家里已经认识到患者存活时间不久了。住院治疗一个多月出院，因家庭困难无经济能力再进行化疗等医治。经好心人建议，采用白花蛇舌草煎水或做药膳"炖排骨汤"等形式服用，经连续两三个月服用后渐渐好转，脸上也有了血色，身体基本恢复。

其经龙岩市二院直肠癌术后出院至今5年仍然服用该草药，戒烟戒酒，正常饮食，平时在家操持家务，除重体力劳动外与普通人一样正常生活。

案例二：芷星村村民黄××，63岁时在龙岩确诊为直肠癌。老人拒绝手术治疗，出院回家后直接服用白花蛇舌草，服草药开始一段时间拉肚子，病情好转。老人坚持长期服用草药，直至76岁去世。

二、溪黄草

溪黄草，俗称土黄连，别名溪沟草、山羊面、熊胆草等。茎叶对生，卵圆形或卵圆状披针形或披针形，先端近渐尖，基部楔形，边缘具粗大内弯的锯齿，草质，上面暗绿色，下面淡绿色。圆锥花序生于茎及分枝顶上，植株上部组成庞大疏松的圆锥花序。

溪黄草是常用的抗肝炎草药，具有清热利湿、退黄祛湿、凉血散瘀等功效。全草入药，治急性黄疸型肝炎、急性胆囊炎、痢疾、肠炎、跌打瘀肿等症，但是对慢性乙肝、小三阳疗效有限。

例如：

1. 治急性黄疸型肝炎：可用溪黄草2两配红眼睛白兔1只（整兔重1斤左右或满月兔），兔和溪黄草一并下锅，直煮至整兔一抖兔肉脱骨，即可服用汤汁和兔肉。可连服数剂至黄疸全退为止。

2. 治肝硬化腹水：溪黄草2两、土茵陈（别名猪毛蒿、石茵陈、山茵陈、北茵陈等）2两、铁包金（又名老鼠屎藤根）2两、穿破石（别名山黄芪、野黄芪、千层皮等）2两、倒吊黄花根（别名黄花远志）2两、眼目睡花根2两，配红眼睛白兔1只（满月兔或1斤左右的兔即可）同煮至兔肉脱骨，即可服用。

案例：患者系庙前镇芷红村人黄××，现75岁，于1959年患肝大、肝硬化、肝腹水，腹内水声当当响，疼痛难忍，但因家庭困难无钱住院治疗，虽经芷溪私人诊室、新泉卫生院多处治疗无效。后经多处寻求民间草药获得上述验方治疗痊愈，患者治愈后长期务农，改革开放后从事民间草药经营近40年。

介绍几个民间草药验方

◎ 吴尧生

一、七叶一枝花治神经性面瘫、蛇伤和无名肿毒

七叶一枝花是多年生草本，顶部一般为七片叶子，如伞形生长，故名七叶一枝花。有镇痛、活血、解毒、消肿、化瘀等功能，主治神经性面瘫、蛇伤、无名肿毒。

1. 鲜全草捣烂取其汁，拌生鳝鱼泥，敷患处，可治神经性面瘫。
2. 取七叶一枝花头磨浆涂患处，可治蛇伤和无名肿毒。

二、杜仲藤祛风湿

杜仲藤是多年生木本藤，有祛风湿的功能。取枝干或根20克，水煎服，祛风湿有效。

三、明矾、蒜子治蛇伤

把明矾、蒜子捣烂外敷可治蛇伤，有解毒、消肿、消炎、镇痛的功能。

四、绣线菊治黄疸型肝炎

绣线菊（有红花、白花两种，可取其中一种单独用，也可两种混用），有平肝、解毒、消炎功能，主治黄疸型肝炎。取根150克，配猪龙骨或黄兔或牛肉均可，水煎服，每日3次，每次1碗。

五、驳节蓝祛风湿、治痛风

驳节蓝又名九节茶、接骨木等（学名草珊瑚），多年生木本，顶部会长红子，有活血、止痛、祛风湿的功能。

1. 取茎叶一小把煎水洗澡，祛风湿。

2. 取头、根 50 克煎水服，治风湿、痛风。

3. 取头、根 50 ~ 100 克配猪脊椎骨 2 斤左右炒风药，治风湿、痛风。

六、老带豆壳治腰骨痛

老带豆壳有镇痛功能，主治腰骨痛。取老带豆壳（晒干）100 ~ 150 克，水煎服（加红糖），日服 2 ~ 3 次，每次 1 碗。

众人献妙方

◎ 温金旺等

一、黄疸药治肝炎

小叶女贞,生长于山区灌木林间,其树根部位是本地叫"黄疸药"的草药,有养肝护肝功效。对治疗黄疸型肝炎,乙肝小三阳、大三阳,降低转氨酶有独特疗效,属民间治疗肝病秘方。

用法:取其根部 100 克切片加水 500 毫升煮服,每日早晚饭后服 200 毫升,连服 7 天。经常服用有保肝护肝作用,如添加兔肉或猪骨头炖汤服用,疗效更佳。(由温金旺提供)

二、凤尾草治腹泻

凤尾草,又叫鸡爪草、凤尾蕨,生于井边、阴湿墙角、石坎、石缝中,具有清热利尿、消肿解毒的作用,能治肝炎、肠炎、痢疾、尿血、便血、咽喉疼痛、腮腺炎等。

用法:取凤尾草 50 克捣烂后加入 200 毫升开水,冲泡 3~5 分钟后加少许盐服用,或煮 2~3 分钟后加少许盐服用,服用 1~2 次即可止泻。(由温金旺提供)

三、地胆草治咽喉肿痛、扁桃体炎

取地胆草鲜品 20~30 克捣汁,配 50 毫升开水,吞服(地胆草有小毒,不可多服),服后很快见效。(由罗天存提供)

四、山苍子治中暑、腹胀嗳气、食积泄泻

取山苍子干品 10 克吞服,或山苍子干品 10~20 克泡开水服用,很快可

缓解。（由罗天存提供）

五、鱼腥草治腹胀、腹痛、腹泻、嗳气

取鱼腥草干品 10 ~ 20 克，水煎服；或鲜品叶 20 ~ 30 克，嚼服。（由罗天存提供）

六、路路通治传染性火眼

路路通（枫树果）60 克，鸡、鸭蛋各一个水煎，先熏后喝药汤，显效（第二天红眼即消退）。（由沈在荣提供）

七、红根草汤治肝炎

将红根草 50 克去叶，留根入药，加水 800 毫升煎煮 400 毫升，取瘦肉 50 克另加水煮汤 200 毫升，红根草汤 200 毫升兑 100 毫升瘦肉汤为一次量，每日两次，连服 7 天。其间饮食宜清淡，忌盐。（由马昭君提供）

八、贼古伤药治新伤痛

贼古伤药又名诈死枫，其树冬天会枯掉，春天又会发叶，可以治腰骨痛、骨质增生。把贼古伤药根炒一下，配阉鸡和墙帮根（去叶）一起用老酒炆煮半小时以上，像煲风药一样。服用后对新伤有用，老伤没用。因贼古伤药没有破血功用，老伤要打到新伤来治。被打伤时要喝冷水，便于破血，如果喝烧（热）水就没办法治了，因为热东西会凝血。（由璧洲林大路口述，林小凤整理）

九、压骨药治骨折

压骨药又名洋古散，治骨头断掉。把压骨药第一层皮刮掉，取茎部第二层皮，加酒酿、葱头、八莲麻捣烂外敷，一般敷三次就好。如果有绑石膏，可在石膏外敷，有凉凉的感觉，要是脚发烧要解掉。这药方已治好多人，口述者妻子一亲戚回娘家时不小心摔断腿（腿肚子下），送厦门的医院都没治好，后来用压骨药治好了，现八十二岁（前三年摔伤的），居厦门，走路很平稳。（由璧洲林大路口述，林小凤整理）

邓雪芳医师用草药治病案例

◎ 林小凤　整理

邓雪芳医师原在连城县医院工作，祖传八代为老中医。自幼时起，遵从长辈"医乃仁术，切不可使吾家从医之传统至汝曹而失"的教导，在少年时代就立下了当一个医生，以医术济世救人的志愿。

她十岁跟随父亲到羊城行医。在父亲指导下，一边学医，一边学文化。在学习了中医入门书籍的基础上，结合临床实践，通读了《内经》《伤寒论》《金匮要略》《温病条辨》等经典著作。新中国成立后，她回到连城县医院工作，于1956年被选派到福建省中医进修学校学习一年，业务上不断增进。她从医数十载，临床经验丰富，擅长妇科、内科。退休后将长期积累的病案汇辑成《中医临床治验录》，其中有不少草药医治疾病的案例，抄录如下。

肠　痈

病例一：周××。男，34岁，农民。

初诊：1964年8月4日。

患者昨天恶寒发热，腹痛拘急。今晨始以右下腹痛甚，拒按，有压痛及反跳痛，右足喜蜷屈，恶心呕吐，口干口苦，大便秘结，小便短赤。舌质红，苔黄腻，脉洪数。此系湿热积滞，壅阻于肠而致。治宜泄热祛瘀止痛。中草药并用为治。

紫花地丁、蒲公英、鬼针草、鱼腥草、夏枯草各60克（鲜品更好，干品药量减半），黄柏10克，没药9克，生甘草6克，连进4剂。

复诊：8月8日。

服上药后，第一、二天大便泻下各一次，右下腹痛减。第三、四天大便共两次，痛随便减，余症皆除。守前法，用前方再服两剂，巩固疗效。

病例二：邹××，女，35岁，部队家属。

初诊：1966年3月20日。

昨日右下腹开始疼痛，卧睡时喜蜷曲右足才舒适。去年曾于某部队医院确诊为急性阑尾炎，动员其手术治疗，患者畏惧手术，改用保守治疗。现又复发，要求中医治疗。

证见：发热恶寒，腹部拘急拒按，右下腹可触及一肿块如掌面大小，压痛及反跳痛明显。恶心呕吐，痛苦面容，大便两天未解，小便短少。舌苔黄腻，脉象滑数。此为湿热阻于肠络，气血瘀积而致。治宜泄热祛瘀止痛。中草药并用为治。

紫花地丁、蒲公英、鬼针草、鱼腥草、夏枯草各60克（鲜品更好，干品药量减半），黄柏10克，没药9克，生甘草6克，连进3剂。

复诊：3月23日。

右下腹疼痛减轻，低热尚存，仍以前方再进3剂。

三诊：3月26日。

右下腹疼痛消失，但低热未除，治宜调气泄热。

北柴胡10克，生白芍12克，枳壳6克，川楝子12克，败酱草15克，连进2剂。

四诊：3月28日。

低热已除，诸症已瘥。

随访两年，未再复发。

上述两例患者，脉症相参，为湿热壅结于肠络，气血瘀积不通，脓毒未形成阶段。方中紫花地丁、蒲公英、鬼针草、黄柏、鱼腥草泄热解毒；夏枯草、没药化瘀活血，行气止痛；甘草调和诸药。邓老用中草药相结合，进行辨证施治，取得较好疗效，是治本病一特点，可供临床运用。

症瘕积聚

病例：黄××，男，42岁，干部。

初诊：1965年5月4日。

患者自述阴黄已两年余。

证见：肤色暗晦，周身乏力，食欲不振，时有呕吐，大便溏薄。舌暗紫，苔白腻，脉濡。右胁下肿大三横指，质硬，拒按，有时胀痛。此为肝脾两虚，湿瘀阻滞脉络。治宜健脾利湿，佐以活血化瘀。选用利湿消肿经验方：

木毕花根60克，地耳草30克，海金沙根60克，田七9克（另研冲），鸡内金10克（另研冲），兔子1只（约3斤重）。

将兔子宰杀洗净，去肠杂，留肝、胃，切成小块，加入前三味药，用米酒1500毫升，以文火炖至兔肉烂，去药渣，留汤肉。在吃汤肉时，用汤冲田七、鸡内金末。日3次，每次3克，一剂分2~3天服完。连续12剂。

复诊：6月5日。

服上药后，食纳转香，诸症已瘥。嘱其按上法再服10剂后，右胁下肿块转软，再嘱按上法间段服药。一年后随访，右胁下肿块已消失。

本例患者为久病之体，肝脾两虚，肝失疏泄，脾失健运，湿瘀阻滞肝经脉络。方中海金沙根、木毕花根利湿通络，鸡内金健脾消食，地耳草、田七活血化瘀，用兔子血肉有情之品以扶正气。米酒剽悍滑疾之性以急行药力，获得满意疗效。

急 黄

病例：林××，男，45岁，农民。

初诊：1958年7月3日。

患者素体畏热，最近两周因饮酒，食燥热之物，身目发黄如橘子色已三天，神志不清已一天。鼻衄量多，今天鼻衄一次，约有20毫升。高热烦躁，口干口苦，不时谵语，胸闷腹胀，全身肌肤出现斑疹，便血。舌质红绛，苔黄而燥，脉弦滑数。曾于某医院住院治疗，病情未见好转，两次发出病危通知。家属要求出院，转请中医治疗。肝功能检查：谷丙转氨酶400单位以上，麝絮状（＋＋＋），麝浊度12单位，黄疸指数40单位。病因与脉症相参为热毒炽盛内陷心包所致。治宜泻火凉血解毒，清心开窍，因病人烦躁谵语神昏，不能配合口服药物，故运用清热解毒凉血之法，急以中草药煎剂高位保留灌肠抢救。

凤尾草60克，车前草120克，满天星30克，黄柏18克，生栀子15克，生白芍12克，黄花菜根和叶30克，甘草6克。

上药用水 1000 毫升煎成 500 毫升，高位灌入肠道。

复诊：7 月 4 日。

神志已清，鼻衄已止，但仍便血。选用凉血解毒犀角地黄汤加田七，清心开窍安宫牛黄丸治疗。

犀角 1 克（另锉冲），田七 5 克（另研冲），生地 30 克，生白芍 15 克，丹皮 10 克，北柴胡 10 克，黄芩 10 克，进 1 剂。

安宫牛黄丸两粒，日一粒，开水送下。

三诊：7 月 6 日。

热退身凉，鼻衄便血诸止。小便黄赤，斑疹已没。舌红苔黄，脉弦。继用 7 月 3 日灌肠方改为内服，以清热解毒凉血。

四诊：7 月 13 日。

身目发黄减退，腹胀亦除，溲黄。复查肝功能：谷丙转氨酶 110 单位，麝絮状（＋），麝浊度 8 单位，黄疸指数 10 单位。仍守前法，原方去黄花菜根和叶，加茵陈 9 克水煎服，连进 15 剂。

五诊：8 月 2 日。

小便已清长，每日进食一市斤大米，复查肝功能正常。随访十余年，未再复发。

急黄乃黄疸之重症，发病急骤，来势凶猛，病情险恶。因邪热炽盛，火毒不能外达，内陷心肝，迫血妄行，胆汁溢泄，引起急黄。故急用中草药、犀角地黄汤和安宫牛黄丸等泻火解毒，凉血平肝，清心开窍救治，使火热之邪得以外解，津液不再受损，正气得以恢复，从而克奏全功。

本例患者在病情危急情况下，不能口服中草药，邓老采用中草药煎剂高位保留灌肠抢救，是使病情转危为安的关键治疗措施，值得临床重视。

石　淋

病例：谢××，男，40 岁，农民。

初诊：1965 年 5 月 4 日。

患者小便平素色赤而混浊，溲时刺痛窘迫难忍，已半年余。最近有一次小便时突然阻塞中断，痛不可忍，痛一阵后从小便中排出如米粒大小砂子两粒，随后痛则减轻。昨天小便混浊，溲时又痛，但未见有砂子排出。舌红苔黄，脉象滑数。此为膀胱湿热蕴结成砂石之石淋。治宜清热利湿，消结排石。方选用八正散加中草药同治。

四川金钱草10克，满天星（鲜品）60克，积雪草60克，石苇5克，车前子15克，瞿麦9克，海金沙15克，生甘草6克，萹蓄9克，三叶泡根30克，川滑石15克，台乌药6克，连进7剂。

二诊：5月11日。

服上药过程中，三次从小便排出米粒大小砂石共五粒，诸症已减。再进原方三剂，隔天一剂，以巩固治疗。

半个月后随访，小便时未见有砂石排出。继续追访数年，未见复发。

本例患者湿热蕴结，膀胱气化不利，致使尿液煎熬，尿中杂质结成砂石，阻塞尿道而成。方中满天星、积雪草、四川金钱草、三叶泡根为君药，利尿排石。萹蓄、瞿麦、车前子、海金沙清利湿热。台乌药理气止痛，以助排石之力。

参考资料：

1. 李明华、邹道仙、黄苍乾整理：《邓雪芳医案》。

中草药验方选辑

◎ 张健力　整理

连城县科学技术委员会、连城县中医药研究所于 1960 年向全县卫生工作者征集草药验方中医药单方秘方，在此基础上编辑出版了《连城中医验方》，汇编 500 多个单方验方，这些药方多来自县医院中医师及民间诊所医师。现在摘录《连城中医验方》涉及本地草药应用的 40 个药方，并注明献方人。

1. 主治：痢疾。

药方：鲜凤尾草 3 两，蜜糖 5 钱。

用法：成人每日服两剂，重症者可服 3 剂，隔 6 小时服一次，空腹服，连服 3 天，至症状消失为止。（献方人：县医院翁祖光）

2. 主治：感冒。

食疗方：米粉 3 两，胡椒粉 3 分，葱头 3 个，煮食，睡觉捂热发汗。（献方人：县中医药研究所李森春）

3. 主治：久咳不愈。

药方：老姜汁、蜂蜜各半杯。（献方人：张茂初）

4. 主治：鼻衄。

药方一：鲜茅根 2 两，栀子 9 个，煎服。（献方人：县中医药研究所李森春）

药方二：糯谷禾根一小团，洗净塞住出血鼻孔，并用冷水拍前额后颈。（献方人：县中医药研究所李森春）

药方三：鲜茅根 1 两，洗净切碎清水煎服。（献方人：县医院翁祖光）

5. 主治：腹泻。

药方：柚子树叶粉，每日两次，每次 3 钱，开水送服。（献方人：县医院翁祖光）

6. 主治：胃气痛。

药方：菖蒲根 1 钱，研粉冲开水服。（献方人：县中医药研究所李森春）

7．主治：大便热滞。

食疗方：苦菜 1 把，煮汤配饭食用。（献方人：县中医药研究所李森春）

8．主治：糖尿病。

药方：鲜茅根、天花粉各 2 两，煎汤频服。（献方人：县医院翁祖光）

9．主治：小便不通。

药方：生车前草 1 把，煎水频服。（献方人：县中医药研究所李森春）

10．主治：小便白浊。

药方：凤尾草 2 两，冰糖 1 两，煎水，早晚饭后服。（献方人：县医院翁祖光）

11．主治：睾丸肿痛。

药方：凤仙花 1 把，黄酒半斤，炖服。（献方人：县医院翁祖光）

12．主治：血淋。

药方：犬尾草 2 两，冰糖 1 两，水炖服。（献方人：县医院翁祖光）

13．主治：失眠。

药方：鲜灯芯草 8 钱，炖水，临睡前服，连服数剂。（献方人：县医院翁祖光）

14．主治：神经衰弱。

药方：百合、地黄各 3 钱，长期服。（献方人：县中医药研究所李森春）

15．主治：偏头痛。

药方一：艾草 1 把，乱发 1 团，凤凰衣 7 个，共捣烂，入老酒少许，做成药饼，入锅反复炒热，贴在患处包扎好。（献方人：欧阳友心）

药方二：白芷 1 钱，薄荷 3 钱，苍耳子 3 钱，水煎服，一日两次。（献方人：县医院翁祖光）

16．主治：关节痛。

药方：鲜松树针 2 两，冰糖 1 两，炖开水服，一日两次。（献方人：县医院翁祖光）

17．主治：腰痛。

药方：苏梗 5 钱，红枣 1 两，水煎冲酒服。（献方人：芷溪保健站）

18．主治：钩虫病。

药方：苦楝皮、石榴皮、椿根皮各 5 钱，水煎服。（献方人：县医院翁祖光）

19. 主治：水肿。

药方：蟾蜍 1 个，巴豆仁 7 粒装入蟾蜍口中，挂在当风处，数小时后再烤干研末。（献方人：张显名）

用法：分两次冲开水服，禁吃盐。

20. 主治：打伤。

猪肝 2 两，百草霜，干蒸空腹服。（献方人：郑榕）

21. 主治：刺伤，刺入肉中。

药方：蓖麻子 20 个去壳，捣烂敷伤口。（献方人：县中医药研究所李森春）

22. 主治：长时间走路脚踝肿痛。

药方：鹅不食草 4 两，黄酒 1 斤，同煎，趁温热慢慢烫洗痛处。（献方人：县中医药研究所李森春）

23. 主治：无名肿毒。

药方一：金钱草 1 把，捣烂敷患处。（献方人：罗能谷）

药方二：芙蓉花叶、马齿苋、紫花地丁各等分约 5 两晒干，加大黄、黄连各 2 两研末，调蜂蜜敷。此方治疗无名肿毒、囊肿发炎，有消炎止痛退肿作用，临床经验观察疗效不低于青霉素等抗生素。（献方人：县中医药研究所邓雪芳）

24. 主治：皮肤皲裂。

药方：茄根煎水洗。（献方人：郑榕）

25. 主治：鸡眼。

药方：艾绒，每日灸患处 3 ~ 5 次。（献方人：县中医药研究所李森春）

26. 主治：外痔。

药方：南瓜叶 2 ~ 3 片，生鱼腥草 3 两，将鱼腥草用南瓜叶包好煨热，待冷却贴患处。（献方人：县中医药研究所李森春）

27. 主治：脱肛。

食疗方：猪大肠头（七寸头）7 寸，石耳 3 钱，石耳塞入猪大肠炖烂，空腹食用。（献方人：县中医药研究所李森春）

28. 主治：疝痛。

药方一：油菜籽 3 钱，鸡蛋 1 个，黄酒 1 斤，将油菜籽碾成粉末，加鸡蛋摊煎成饼，加入黄酒食之。（献方人：县医院翁祖光）

药方二：山柑橘根、小茴香根各 3 钱，淡酒炖汤，空腹服用。（献方人：县中医药研究所李森春）

药方三：橘子核、小茴香各 2 钱，煎水服。（献方人：吴晋云）

29. 主治：月经不调、白带等。

食疗方：鲜益母草 1 两，鸡蛋 2 个，将益母草洗净切碎与鸡蛋同炒，冲水酒空腹服。（献方人：县中医药研究所李森春）

30. 主治：心烦胎动，胎气上逼。

药方：葱白 7 个，煎水服。（献方人：罗国珍）

31. 主治：妇人恶露不尽。

药方一：败酱草（即苦斋）2 两，加入当归、续断、川芎、生地、竹茹各 1 钱，水煎服。（献方人：罗师佩）

药方二：益母草 1 把，捣烂绞汁，配砂糖冲水酒服。（献方人：陈永琳）

32. 主治：孕妇久咳。

药方：抹尾根 5 钱，白糖适量，水煎服。（献方人：李国球）

33. 主治：吐泻。

药方：葱头适量，捣烂温热贴肚脐上，立愈。（献方人：县中医药研究所邓雪芳）

34. 主治：疳积腹胀。

药方：莱菔子（炒）3 钱，木香二钱半。研末，分数次，开水送服。（献方人：罗师佩）

35. 主治：荨麻疹。

药方：松树皮。煎水洗。（献方人：张茂初）

36. 主治：皮肤湿疹。

药方：鲜苍耳子 2 两，煎水洗患处，皮肤痒极洗一二次即愈。（献方人：县医院翁祖光）

37. 主治：夜盲症。

药方：谷精珠、夜合草、夜明砂各 2 钱，石决明 5 钱，猪肝 2 两，清水炖服。（献方人：县医院翁祖光）

38. 主治：慢性鼻炎。

药方：鲜鹅不食草，用手掌揉软塞入鼻孔 1 ~ 2 小时。（献方人：县中医药研究所李森春）

39. 主治：火牙肿痛。

药方：山栀子 1 两，水煎服。（献方人：李国球）

40. 主治：满口牙疼。

食疗方：枸杞子 5 钱，鸡蛋 1 个，炖服。（献方人：县中医药研究所李森春）

药用篇

部分中草药常用处方

◎ 林小凤 整理

1969 年 10 月，为落实毛主席"中国医药学是一个伟大的宝库，应当努力发掘，加以提高"的指示，连城县革委会生产指挥组与驻莲部队一起，在中草药单方、验方方面收集整理，印制了《中草药单方验方》学习材料，供全县学习使用。该学习材料由李治权提供，现摘录如下。

一、感冒、流感

处方：

1. 单味贯众汤：贯众 2 ~ 3 两，干用 0.5 ~ 1 两，水煎服 1 次 / 日，两次分服。

2. 单味五指柑汤：叶 2 ~ 4 两，干品 1 ~ 2 两，水煎服 1 次 / 日，两次分服。

3. 单味土牛膝：4 ~ 5 两，干品 2 ~ 3 两，水煎服 1 次 / 日，两次分服。

4. 两梅汤：干水杨梅根 1 两，岗梅根 3 钱，水煎服，1 次 / 日，两次分服。

5. 桉榕汤：榕树叶 0.5 ~ 1 两，桉树叶 3 ~ 5 钱，煎服，1 剂 / 日，两次分服。

6. 三味汤：人字草、崩大碗、三味草各 1 两，煎服，1 剂 / 日，两次分服。

7. 酸桑头汤：酸味草、地胆头、桑枝各 1 两，煎服，1 剂 / 日，两次分服。

8. 金地汤：地桃花根 5 钱，金沙藤 5 钱，土荆芥 3 钱，白花蟛蜞草 5 钱，1 剂 / 日，两次分服。

9. 五针汤：鬼针草 1 两，五指柑 1 两，崩大碗 1 两，煎服，1 剂 / 日，两次分服。

10. 玉木汤：鸭脚木根或皮 1 两，玉叶金花 5 钱，水煎服，1 剂 / 日，两次分服。

11. 五味汤：崩大碗、酸味草、白背叶根、山芝麻根、茶叶各 1 两，煎服，

1 剂 / 日，两次分服。

（第一、二、五方可预防流感）

二、急性支气管炎

处方：

1. 止咳汤：枇杷叶 5 钱，蟛蜞草 1 两，崩大碗 5 钱，白茅根 1 两，1 剂 / 日，两次分服。

2. 田蜞蚣、葫芦茶、铺地锦各 1 两，1 剂 / 日，两次分服。

3. 蟛蜞草、半边莲、三叶菠根、崩大碗各 1 两，1 剂 / 日，两次分服。

三、慢性支气管炎

处方：

1. 金樱子镇咳汤：金樱子根 1 两，枇杷叶 5 钱，陈皮 1 两，荔枝核 5 枚，煎服，1 剂 / 日，两次分服。

2. 白茅麻姜汤：白茅根 1 两，山芝麻 1 两，干姜 5 钱，煎服，1 剂 / 日，两次分服。

3. 五石汤：枇杷叶 5 钱，石橄榄 5 钱，五指毛桃根 5 钱，白茅根 1 两，煎服，1 剂 / 日，两次分服。

四、三种胃病（慢性胃炎、胃溃疡、胃神经官能症）

处方：

1. 香符草 5 钱，两面针 5 钱，支香草、酸味草、萝卜叶各 1 两，水煎服，1 剂 / 日，两次分服。

2. 九香散：两面针根 2 钱，九里香叶 1 钱，乌贼骨 2 钱，甘草 1 钱，松花粉（可用陈皮代）1 钱，干姜 1 钱，共研末每次 1 钱，3 次 / 日。

3. 胃灵散：救必应二层皮 1 两，支香草 1 两，两面针 5 钱，酸味草 5 钱，乌贼骨 5 钱，陈皮 3 钱，石菖蒲 5 钱，白玉兰叶 5 钱，共研末，3 次 / 日，每次 2～3 钱。（此方疗效高，用药 30 天。15 天为一疗程，中间休息一周。）

4. 过山香汤：过山香干根 2 两，煎服，3 次 / 日（食前服）。

5. 安呕汤：葫芦茶、陈皮、生姜、香附草各 5 钱，1 剂 / 日，两次分服。

6. 田支香汤：石菖蒲 5 钱，田基黄 1 两，火炭母 1 两，陈皮 3 钱，支香草 1 两，过山香 5 钱，1 剂 / 日，两次分服。

7. 两根汤：金樱根、鹰不泊根、酸味草各 1 两，1 剂 / 日，两次分服。

五、急性胃肠炎

处方：

1. 火炭母汤：火炭母 4 ～ 6 两（干减半），1 剂 / 日，3 次分服（食前服）。

2. 番石榴汤：番石榴嫩叶 4 两（干减半），1 剂 / 日，两次分服。

3. 复方番石榴止泻汤：番石榴嫩叶 3 ～ 4 两，凤尾草 3 两，酸味草 1 ～ 2 两（干为 1/3 量），1 剂 / 日，3 次分服（食前服）。

4. 野牡丹汤：野牡丹根 2 两，1 剂 / 日，两次分服。

5. 支香汤：香附草 1 两，支香草 1 两，九里香叶 1 两，陈皮 5 钱，1 剂 / 日，两次分服。

六、急性痢疾

处方：

1. 四方草汤：四方草 4 ～ 6 两，第一日 6 ～ 8 两炖服（老弱、儿童、孕妇，两次分服），第二日到第六日为 4 两，1 剂 / 日，两次分服。

2. 穿心莲汤：穿心莲 1 ～ 2 两（干用 3 ～ 5 钱），1 剂 / 日，两次分服。（兼治慢性阿米巴痢疾）

3. 金花草汤：金花草 1 ～ 2 两，1 剂 / 日，两次分服。

4. 刺苋合剂：白刺苋 2 两，崩大碗 5 钱，马齿苋 1 两，1 剂 / 日，两次分服。

5. 翠云草：翠云草、金银花藤各 1 两，煎服，1 剂 / 日，两次分服。

6. 凤尾草：凤尾草、小乳草、过塘蛇各 1 两，水煎服，1 剂 / 日，两次分服。

七、肝胆疾病

1. 主治急性肝炎。白花蛇舌草、鹰不泊、葫芦茶、田基黄各 1 两，水煎服，1 剂 / 日，两次分服。

2. 主治急性黄疸型肝炎。蛇舌草 1 两，老虎泡 1 两，鹿角草半两，翠云草半两，田基黄半两，水煎服，1 剂 / 日，两次分服。

3. 主治慢性肝炎、肝脾肿大。地卷柏半两，五指毛桃根、白背叶根、酸味草各 1 两，岗稔根 1 两，水煎服，1 剂 / 日，两次分服。

4. 主治慢性肝炎。蛇舌草半两，铺地锦半两，铁包金根 1 两，黄栀子根 1 两，鸡血藤半两，水煎服，1 剂 / 日，两次分服。

八、风湿性关节炎、腰腿痛、腰肌劳损

1. 金络汤

处方：金樱子根 1 两，支香草 1 两，崩大碗 5 钱，野菊花 5 钱，大罗伞 1 两。水煎服，1 剂 / 日，两次分服或浸酒两斤，2 次 / 日，每次 20 ~ 30 毫升。

主治：风湿性关节炎。

2. 豨莶草汤

处方：木贼 5 钱，万里香、豨莶草、金刚藤各 1 两，桑叶 5 钱。水煎服，1 剂 / 日，两次分服。

主治：风湿性关节炎、良性关节炎、类风湿关节炎。

3. 威灵仙汤

处方：鸡血藤、松节、络石藤、地稔、野油柑根各 1 两，威灵仙 5 钱。水煎服，1 剂 / 日，两次分服。

主治：风湿性关节痛、腰腿痛、类风湿关节痛。

4. 风湿跌打药酒

处方：过山香半斤，鸡血藤 4 两，威灵仙半斤，过江龙 4 两，鹰不泊 4 两，万里香半斤，大罗伞根 4 两，五加皮 4 两，穿山龙 4 两，三桠苦根半斤，络石藤 4 两，金刚藤半斤，石南藤 4 两。泡酒 15 斤，10 ~ 15 天可用，内服一次 15 ~ 20 毫升，3 次 / 日。

主治：急性腰部扭伤、慢性腰部劳损、外伤性腰腿痛、风湿性关节炎、腰椎间盘突出恢复期。（外擦、按摩、锻炼效果更好）

5. 香灵药酒

处方：万里香 1 斤，过江龙 1 斤，威灵仙半斤，金刚藤 1 斤，两面针半斤，

大罗伞半斤。泡酒 10 斤,7 ~ 15 天后可用,内服一次 10 ~ 15 毫升,3 次 / 日。

主治:同风湿跌打药酒。

6. 过江龙汤

处方:过江龙 1 两,两面针 2 钱,松节 3 钱,地稔 5 钱。水煎服,1 剂 / 日,两次分服。

主治:慢性腰部劳损、慢性外伤性腰腿痛、关节炎。

7. 鸡血藤汤

处方:鸡血藤 5 钱,岗稔 5 钱,威灵仙 3 钱,透骨消 5 钱,九里香 5 钱。水煎服,1 剂 / 日,两次分服。

主治:同过江龙汤。

8. 金地汤

处方:黄栀子根 1 两,金樱根 1 两,地锦根 5 钱,络石藤 5 钱,过山香 5 钱,金银花藤 1 两。水煎服,1 剂 / 日,两次分服。

主治:慢性、良性关节炎。

9. 大风汤

处方:松节 5 钱,大罗伞、金沙藤各 1 两,地稔 5 钱,骨碎补 1 两。水煎服,1 剂 / 日,两次分服。

主治:慢性腰腿痛、关节酸痛。

10.青石汤

处方:青香藤 3 钱,石南藤 5 钱,金樱根 1 两。水煎服,1 剂 / 日,两次分服。

主治:下肢瘫痪、腰腿酸痛、肌肉无力。

九、跌打扭伤

处方:

1. 救必应叶、酸味草叶适量,加酒捣烂外敷。

2. 万年青、羊蹄草、鹅不食草等量,加酒捣烂外敷,每天换药 1 次。

3. 大罗伞叶、五加皮叶、救必应叶各适量,加酒捣烂外敷,每天换药 1 次。

4. 三桠苦叶,加酒捣烂外敷,每天换药 1 次。

5. 九节茶酒,外擦。

6. 水杨梅叶 2 两加酒适量，捣烂外敷。

7. 栀子研末，面粉适量，用醋调敷。

十、痈疮疖肿、无名肿毒

（一）内服

处方：

1. 金银花 3 钱，蒲公英 5 钱（干用）。水煎服，1 剂 / 日，两次分服。主治：化脓性感染。

2. 穿心莲 3 ~ 5 钱（干用）。水煎服，1 剂 / 日，两次分服。主治：脓肿、疮疖及其他一切炎症。

3. 白花蛇舌草 1 两，羊蹄草 1 两，崩大碗 5 钱，地锦根 1 两，两面针 1 两。水煎服，1 剂 / 日，两次分服。主治：多发性疖肿、继发感染。

4. 四方草 2 ~ 4 两。水煎服，1 剂 / 日，两次分服。主治：防治多发性疖肿。

5. 乌靴藤根、老虎泡根各 1 两。水煎服，1 剂 / 日，两次分服。主治：痈疮疖肿。

6. 山黄瓜、一枝黄花、鹰不泊根各 1 两。水煎服，1 剂 / 日，两次分服。主治：多发性疖肿、脓肿。

7. 金银花藤 1 两，土茯苓 2 两。水煎服，1 剂 / 日，两次分服。主治：疮疖、热毒。

8. 白花蛇舌草、乌点规、叶下珠各 1 两。水煎服，1 剂 / 日，两次分服。主治：疮疖肿毒。

（二）外敷

处方：

1. 黄花母茎、叶、白花蛇舌草、白花蟛蜞草、鹅不食草、金银花叶、半边莲、生石灰各适量，捣烂外敷（生用）。主治：一切痈疮疖肿。

2. 三桠苦叶适量，捣烂外敷。主治：疮疖。

3. 穿心莲适量，捣烂外敷（生用）。主治：脓肿、疖肿。

4. 叶下红、鬼针草适量，捣烂外敷（生用）。主治：疮疖。

5. 羊角扭、犁头草、红背稔、大乳草各适量，捣烂外敷，每日换药 1 次。

主治：一切无名肿毒、未化脓者。

6. 田基黄、地胆草叶，捣烂外敷。主治：疮疖。

7. 火炭母叶、山大颜、救必应各适量，捣烂外敷。主治：多发性疖肿。

8. 铺地锦、田蜈蚣、苎麻头各适量，捣烂外敷。主治：痈疮疖肿。

9. 拔脓草适量，捣烂外敷。主治：已化脓疮疖。

10.芙蓉花叶、灯笼草，捣烂外敷。主治：痈疮疖肿。

11. 鱼腥草、一枝黄花，捣烂外敷。主治：痈疮疖肿。

十一、火烫伤

处方：

1. 山竹子皮适量，研末调茶油外涂。

2. 仙人掌适量，捣汁外涂。

3. 落地生根适量，捣烂外敷。

4. 茄子烧炭加麻油调之，外涂。

5. 青松果烧炭研末加油外涂。

6. 酸味草捣烂取汁，涂之于患处。

7. 小叶铁包金研末调油涂患处。

8. 鸭脚木叶研末调油涂患处。

9. 岗稔子（熟干的）研末调油外涂患处。

十二、各种出血

处方：

1. 天门冬半两,六角英、小蓟各 1 两。水煎服,1 剂 / 日,两次分服。主治：肺出血、咳血。

2. 仙鹤草、地卷柏、荠菜各 1 两。水煎服，1 剂 / 日，两次分服。主治：各种内出血。

3. 蟛蜞草 2 两，白茅根 1 两。水煎服，1 剂 / 日，两次分服。主治：各种内出血。

4. 豺狗舌，干用，研末，外敷患处。主治：刀刺伤出血。

5. 白背叶，干用，研末外敷。主治：外伤出血。

十三、蛇咬伤、毒虫咬伤

处方：

1. 蛇舌草、半边莲、犁头草、鬼针草、崩大碗、酸味草各适量，捣烂外敷于伤口周围，暴露伤口；亦可每种半两，水煎服。主治：各种蛇咬伤、毒虫咬伤。

2. 半边莲、韩信草、九节茶叶、一枝黄花各适量，捣烂外敷于伤口周围，暴露出伤口。主治：蛇咬伤、毒虫咬伤。

3. 三桠苦叶、山大颜叶、乌桕叶各适量，捣烂外敷于伤口周围，暴露出伤口。主治：蛇咬伤、毒虫咬伤。

4. 万里香根 1 两，地桃花根 1 两，一枝黄花 1 两，地锦根半两，水煎服，1 剂 / 日，两次分服，同时配用外敷药。主治：各种蛇咬伤。

5. 一枝黄花（全草），捣烂外敷伤口周围，根浸酒内服。

6. 万里香 1 两，大叶蛇总管 1 两，独角乌桕半两，老虎尿 1 两，威灵仙半两，三桠苦叶半两，大叶铁包金 1 两 2 钱，倒吊金钟 1 两，九里香叶 1 两，老虎利 1 两，韩信草 1 两（均干用）。

制法：将上药切碎，干用，用 60 度酒 3 斤、浸泡 20 天后可用，密封可用 5 年左右。主治一切毒蛇、毒虫咬伤，兼治跌打、产后风、刀伤出血、急性腹痛。

用法：毒蛇、毒虫刚咬伤，用棉球蘸此药水放于伤口处，同服药酒 5～10 毫升，后可不断用此药酒涂擦伤口，即可消炎止痛。

十四、皮肤病

处方：

1. 漆大姑适量，煎水外洗。
2. 黑面神适量，煎水外洗。
3. 漆大姑、九里明、豨莶草、桉树叶、苦楝叶各适量，煎水外洗。
4. 鹿耳岭、老虎利各适量，煎水外洗。

5. 九里明，大、小乳草，火炭母各适量，煎水外洗。

［第一、二方主要用于漆过敏、过敏性皮炎、稻田皮炎。第四方除上述用处外，主要用于脓疱疮、汗疱症（手、脚湿疹，尤其小儿湿疹）。第五方主要用于多发性疖肿、脓肿溃烂、湿疹。］

6. 土荆芥、虾钳菜各适量，煎水外洗。主治：皮炎湿疹、荨麻疹。

7. 鸭脚木叶、算盘子叶各适量，水煎服，外洗。主治：漆过敏、皮肤湿痒。

8. 金刚藤叶、三桠苦叶、虾钳菜各适量，水煎服，外洗。主治：荨麻疹、皮炎湿疹。

9. 野芋头 50 克，研末加麻油适量，调匀，外涂。主治：头癣、神经性皮炎。

10. 两面针、辣蓼草、桃叶、艾叶各适量，煎水外洗。主治：皮炎、脚癣、湿疹。

11. 三叶泡、磨其草、大乳草各适量，煎水外洗。主治：湿疹、接触性皮炎。

12. 30% 穿心莲甘油，外涂，3 次 / 日。

13. 白花丹、苦楝子、陈皮等量，煎水熏洗，甲癣浸泡半小时。主治：体癣、花斑癣、甲癣。用白花丹叶直接擦甲癣，效果亦很好。

14. 梛子油和 75% 酒精等量外擦。主治：神经性皮炎、皮肤霉菌病。

十五、五官科

处方：

1. 鹅不食草滴剂

配制：鹅不食草汁 50 毫升、氯化钠 1 克，加水至 100 毫升。

用法：滴鼻，一天 3 ~ 4 次。

主治：慢性鼻炎、过敏性鼻炎。

2. 牙痛水

配制：两面针 50 克，75% 酒精 100 毫升，浸泡 15 天后可用。

用法：用棉球蘸药点患处。

主治：牙痛。

3. 驱骨汤

配制：威灵仙（干）3 ~ 5 钱，红蓖麻根（干）5 钱 ~ 1 两，煎水 500 毫升，适当加醋 1 两。

用法：口服一半，含漱一半（各 250 毫升）。

主治：鱼刺、鸡骨卡喉咙，并可止血。

4. 黄柏 1 两，加水 200 毫升，煎至 50 ~ 100 毫升。

用法：含服。

主治：口腔炎、口角炎、舌炎。

5. 口腔溃疡散

制法：青黛 4 钱，黄连 2 钱，硼砂 2 钱，生石膏 3 钱，朱砂 1 钱，冰片 1 钱，上药共研成细末。

用法：撒于患处，每日 1 ~ 2 次。

6. 鹅不食草软膏

制法：用鹅不食草晒干研末制成 10% ~ 50% 软膏。

用法：用棉花蘸药膏塞于鼻腔内，每日 1 ~ 2 次。

主治：过敏性、慢性鼻炎。

十六、急性扁桃体炎

处方：

1. 消炎汤 1 号：穿心莲 1 两（干品 5 钱）。水煎服，1 剂 / 日，两次分服。

2. 消炎汤 2 号：白花蛇舌草 5 钱，羊蹄草 1 两，地胆草 1 两，金银花藤 5 钱。水煎服，1 剂 / 日，两次分服，兼治支气管炎、咽喉炎、急性前列腺炎、阑尾炎等。

3. 四草汤：叶下红 1 两，崩大碗 5 钱，蒲公英、乌点规各 1 两。水煎服，1 剂 / 日，两次分服。

十七、腮腺炎

处方：

1. 七叶一枝花、野芋头各适量，取地下茎，加适量酒或醋，磨成糊状，直接涂于患处，每日 3 ~ 5 次。同时内服蛇舌草、灯笼草各 1 两，1 剂 / 日，连服两次。

2. 山芝麻根 2 ~ 3 两,捣烂敷患处,同时内服地锦根 3 钱、水杨梅根 5 钱,1 剂 / 日,两次分服。

十八、神经衰弱（包括神经性头痛、偏头痛、失眠多梦）

处方：支香草、酸味草、岗稔各 1 两。水煎服,1 剂 / 日,两次服。

十九、高血压

处方：野油柑根 1 两,支香草 1 两,酸味草 1 两。水煎服,1 剂 / 日,两次分服。

二十、泌尿系统疾病

处方：

1. 车前草汤:白茅根、车前草、叶下红、野菊花、蛇舌草各 1 两。水煎服,1 剂 / 日,两次分服。主治：急性肾炎、尿道炎。

2. 金沙藤、水杨梅根、酸味草各 1 两,金丝草 5 钱,地胆草 1 两。水煎服,1 剂 / 日,两次分服。主治：急性肾炎、急性肾盂肾炎。

3. 葫芦茶汤:葫芦茶叶 1 两,羊蹄草 1 两,土牛膝 1 两。水煎服,1 剂 / 日,两次分服。主治：急性肾炎。

4. 金田汤：金樱根 2 两,无根藤 1 两,田蜈蚣 2 两。水煎服,1 剂 / 日,两次分服。主治：慢性肾炎。

5. 四金汤:金银花 5 钱,金沙藤、金樱根、金丝草各 1 两。水煎服,1 剂 / 日,两次分服。主治：肾盂肾炎、急慢性膀胱炎、尿道炎。

6. 利水汤：如意花叶 5 钱,石苇、无根藤各 1 两。水煎服,1 剂 / 日,两次分服。主治：慢性肾炎、水肿、尿路结石。

7. 金沙汤：金丝草 2 ~ 5 两,金沙藤 0.5 ~ 1 两,透骨消 0.5 ~ 1 两。水煎服,1 剂 / 日,两次分服。主治：结石。

8. 卷柏汤:地卷柏、半边莲、火炭母各 1 两。水煎服,1 剂 / 日,两次分服。主治：热症尿血。

二十一、遗 精

处方：金樱子半两，络石藤 1 两，松节半两，酸味草半两，岗稔 1 两。水煎服，1 剂 / 日，一次服（晚餐后）。主治：遗精、早泄。

二十二、妇 科 病

处方：

1. 益母草、五指毛桃、络石藤、石菖蒲、荠菜各 1 两。水煎服，1 剂 / 日，两次分服。主治：血经不调、血崩。

2. 金樱根、岗稔、蠄蜍草各 1 两，无根藤、艾叶各半两。水煎服，1 剂 / 日，两次分服。

3. 地桃花根 1 ~ 2 两，加青皮鸭蛋 1 个，将蛋壳敲裂，与上药同煎，蛋与汤均内服。主治：乳腺炎。

4. 地胆草根，加酒捣烂外敷于患处。主治：乳腺炎。

5. 金樱子嫩叶，加红糖，捣烂敷于患处。主治：乳腺炎。

6. 陈皮 1 两，甘草 1 钱（无甘草可用岗梅根 1 两代替）。水煎服，1 剂 / 日，两次分服。主治：乳腺炎。

二十三、预防脑炎

处方：

1. 榕树枝叶 5 斤，加水 50 斤，煎至 25 斤。100 人分服，1 次 / 日，连服 3 天。

2. 牛顿草 5 ~ 10 斤，加水 50 斤，煎至 25 斤。100 人分服，1 次 / 日，连服 3 天。

邓雪芳老师传授的经验方

◎ 李治权

1969 年，我被选送到连城北团公社赤脚医生培训班学习，邓雪芳、毛光辉、黄樟树等医生给我们讲授中草药治疗常见病课程。连城县医院邓雪芳医师于 1970 年 1 月 12 日为我们讲课，她把自己的经验方无保留地传授给我们，使我们受益匪浅。在以后的行医过程中，她的验方起到了很好的指导作用。现根据当年课堂笔记，将其经验方整理录出如下。

一、预防流脑

1. 算盘子鲜根 2 两，水煎数次分服。

2. 马兰（鸡儿肠，又名蟛蜞菊、黄秋菜、黄秋草）鲜全草 2 两，捣汁冲开水服，2 ~ 3 次 / 日。

3. 鬼针草（鲜全草）2 两，冰糖 5 钱，水煎，数次分服。

4. 牛顿草鲜全草 4 ~ 8 两或加甘草少许，水煎，当茶服。

二、防治白喉

1. 爵床鲜草 2 两，土牛膝根（又名沾身草、鸭脚节、虎鞭草）1 两，黄花母（又名千里光）5 钱，水煎，每日 3 次分服。

2. 龙葵（又名乌疔草）全草 5 钱，奶汁草 1 两，水煎，每日 3 次分服。

3. 旱莲草 4 钱，洗捣取汁，放食盐少许，开水冲服。

4. 叶下红（又叫一点红）3 两，捣汁用开水冲服，每日 3 次分服。

5. 地葱 3 两，捣汁开水冲，每日 3 次分服。

三、治流感

1. 水团花根（水杨梅）1 两，生姜 2 片，红糖 5 钱，水煎，每日 3 次分服。

2. 紫苏 2 钱，荆芥 2 钱，生姜 2 片，水煎服。（本方用于风寒患者）

3. 盐肤木（又名五倍子树）1 两，积雪草（地名大乞食碗）1 两，水煎服。（本方用于风热患者）

4. 野菊花 5 钱，桑叶 2 钱，鬼针草 1 两，水煎服。（本方用于风热患者）

5. 狗咬草（马鞭草）1 两，薄荷 2 钱，金银花 3 钱，水煎服。（本方用于风热患者）

6. 射干 10 克，南瓜根 10 克，水煎服，数剂而愈。（李治权验方）

四、治百日咳

1. 地胡椒（地名胡椒草，又名鹅不食草）5 钱，捣烂加水半杯炖温，冲糖，数次服。

2. 大蒜半只，捣烂加水炖热，白糖调服。（上二方交叉服用，可加用川贝末、陈皮末）

3. 黄花母 5 钱，葱 2 根，水煎服。

4. 威灵仙（地名乌蕨）根 5 钱，冰糖 5 钱，开水炖服。

5. 芹菜适量捣烂绞汁，每次服半杯，加温调蜜服。

五、治腮腺炎

1. 海金沙（地名蛤蟆藤）全草 2 两，水煎服。

2. 蛇莓（地名蛇波草）全草 1 两，水煎服。

3. 射干（地名扁竹花）鲜根 5 钱，水煎服。

4. 萱草（地名针金菜、黄花菜）全草 2 两，水煎服。

5. 板蓝根 4 钱，金银花 5 钱，生甘草 2 钱，连翘 4 钱，桔梗 2 钱，黄柏 2 钱，水煎服，连服 3 剂可愈。

六、治肝炎

1. 马蹄金（地名小乞食碗）2 两，鸡脚草（凤尾草）2 两，车前草 2 两，水煎服。

2. 满天星（天胡荽）2 两，栀子 5 钱，白英（又名白毛藤）2 两，水煎服。

3. 红根子（星宿菜）2 两，积雪草 1 两，海金沙 1 两，水煎服。

4. 萱草 2 两，车前草 2 两，白花蛇舌草 1 两，水煎服。

七、治痢疾

1. 鱼腥草 2 两，马蹄金 2 两，水煎服。

2. 金银花 2 两，地菍 1 两，水煎服。

3. 叶下红 1 两，半边莲 2 两，鸡脚草 2 两，水煎服。

4. 马齿苋 4 ~ 8 两，赤斗草（玉碗捧珍珠，又名铁苋菜）1 两，鸡脚草 2 两，水煎服。

八、止血

1. 紫珠草 2 两，水煎服。叶晒干研末用于外伤出血。

2. 龙芽草（又名仙鹤草）1 两，水煎服。

3. 羊古帅花（又名美丽胡枝子）2 两，水煎服。红羊古帅花用于尿血，疗效高；白羊古帅花者用于肺结核出血，疗效高。

4. 炒侧柏叶 2 两，水煎，加食盐少许调服。

九、治骨折、扭伤

1. 星宿菜（荷树草，地名红根子）3 两，水酒炖服。

2. 金樱子根 2 两，乌桕根 2 两，山葡萄根 2 两，桃树根 2 两，水酒一斤炖，分 3 次，一天服完。药液浸四肢患处，热敷。

3. 地胡椒 2 两，酢浆草 2 两，煮热（加水酒）敷患处。

十、治烧伤

1. 生大黄 1 两，生地榆 1 两，研末加麻油调匀抹伤处。

2. 仙人掌捣烂敷患处。

十一、治毒蛇咬伤

1. 鬼针草 2 两，过塘蛇（又名水龙、过江龙）2 两，田字草（四面金钱草）2 两，半边莲 2 两，捣烂半绞汁内服，半外敷伤处。

2. 七叶一枝花全草，捣烂敷伤处。

3. 蛇莓 2 两，捣烂外敷伤处。

4. 奶汁草（铺地锦、小飞杨、奶疳草、地锦草）、叶下红各 2 两，水煎服。

5. 山豆根，磨成糊状，加醋外涂伤处。

6. 黄秋葵适量，内服和外敷。

7. 白花蛇舌草 2 两，水煎服。

十二、治狂犬病

1. 半边莲 2 两，叶下珠 2 两，水煎服。

2. 地胆草 6 两，捣汁冲开水服。

3. 半枝莲（狭叶韩信草）1 两，水煎服。

4. 叶下珠（地名叶含草）2 两，水煎服，同时外敷。

5. 龙葵（又名少花龙葵、乌疔草）2 两，水酒炖服。（高血压病人如大便经常拉稀，第五方龙葵不宜服用）

常用草药处方和制剂

◎ 李治权

1970 年，为响应毛主席"把医疗卫生工作的重点放到农村去"的号召，全国各地积极行动起来，收集整理了各地中草药的单方、验方和偏方。连城县医院成立了"中草药诊疗科"，编写了常用草药处方和制剂，供赤脚医生培训和全县各地使用。现把它整理出来，供大家参考。

常用草药处方

一、感冒

1. 山芝麻 5 钱，崩大碗 1 两，酢浆草 1 两，用全草煎服，1 剂 / 日。
2. 水杨梅根 3 钱，淡竹叶 2 钱，鬼针草 2 钱，全草水煎服，1 剂 / 日。
3. 枇杷叶 2 钱，山芝麻 3 钱，石橄榄（石仙桃）2 钱，全草水煎服，1 剂 / 日。

二、支气管炎、哮喘

1. 枇杷叶 2 钱，桑叶 3 钱，崩大碗 2 钱，旱莲草 3 钱，全草水煎服。
2. 金樱根、枇杷叶、陈皮各 3 钱，水煎服。
3. 地胆头 3 钱，胡颓子（叶、根）2 钱，百部 2 钱，水煎服。主治哮喘。

三、扁桃体炎、咽喉炎

1. 田边草 2 ~ 3 两，水煎服，1 剂 / 日。
2. 田边草适量，盐少许，捣烂用纱布包好放入口中含，口水吞下，主治化脓性扁桃体炎。

3．田边草适量，一点红 1 ~ 2 棵，盐少许，捣烂以纱布包好放入口中含，口水吞下。

4．马鞭草适量，盐少许，用法同上。

四、口腔溃疡

田边草、一点红适量，捣烂加白糖，以纱布包好，口中含化，口水吞下。每次约 0.5 ~ 2 小时，2 次 / 日。

五、溃疡病、慢性胃炎

1．马兰、酢浆草各 2 两，水煎晚上服。

2．两面针根 2 钱，过山香根 3 钱，十大功劳（土黄柏）根叶 2 钱、鸡血藤根 2 钱，水煎服，2 次 / 日。

3．石菖蒲根 2 钱，穿山龙根 2 钱，陈皮 2 钱，防己根（胃纳不佳、阴虚者慎用）2 钱，水煎服，2 次 / 日。

六、急慢性痢疾

1．四方草（半枝莲、狭叶韩信草）3 ~ 5 两，水煎服。

2．四方草、地苓（地名铺地乌珠）各 2 两，水煎服。

3．节节花（地名大乳汁草，又名大飞扬、大乳仔草）1 两，小飞扬 1 两、玉碗捧真珠 1 两，水煎服，1 剂 / 日，分两次服。

七、肠炎、腹痛、腹泻

1．地苓 3 ~ 4 两，水煎服。

2．四方草 1 两，节节花 1 两，防己根 2 钱，水煎服。

八、阿米巴痢疾

大飞扬、小飞扬、玉碗捧真珠各 1 两，水煎服，1 剂 / 日，分两次服。

九、肝炎

1. 小蓟 2～4 两，水煎服，1 剂/日，分两次服。

2. 黄疸草 2 两，酸味草 1 两，凤尾草 1 两，水煎服，1 剂/日，分两次服。

十、急慢性阑尾炎

1. 慢性阑尾炎：鬼针草 2～3 两，水煎服，1 剂/日，分两次服。[笔者验方：配以刺苋（绿秆者更佳）2～3 两疗效更佳]

2. 鬼针草（地名簕夹仔草）2 两，白花蛇舌草 1～2 两，一点红 1～2 两，水煎服，1 剂/日，分两次服。

十一、糖尿病

1. 金樱根 2 两，白糖适量，水煎服，1 剂/日，分两次服。（据有关资料，加仙人掌、黄连、马齿苋、金刚刺叶等有较好疗效）

2. 地桃花（又名肖梵天花、土杜仲）2 两，金丝草（又名牛毛草）1 两，七叶莲 1 两，水煎服，1 剂/日，分两次服。

十二、急慢性肾炎、膀胱炎

1. 车前草、白花蛇舌草、崩大碗、野菊花干全草各 2 钱，水煎服，1 剂/日，分两次服。主治急性肾炎、膀胱炎。

2. 四金汤：海金沙 12 克，金银花 12 克，乌韭 12 克，金樱子根 15 克，水煎服，1 剂/日，分两次服。主治慢性肾炎、膀胱炎。

十三、脱肛

1. 鬼针草 2 两，猪大肠 1～2 两，水煎服，1 剂/日，分两次服。

2. 蓖麻子根 1～2 两，苎麻根 1～2，配猪大肠 1～2 两，水煎服，1 剂/日，分两次服。

十四、肺结核空洞、听诊有呼呼声、咳血

山白芷（白毛将军、白牛胆、大毛将军）、鱼腥草各 2 两，全草水煎服，

1 剂 / 日，分两次服。

十五、神经性头痛、神经衰弱

1. 石橄榄（麦斛）15 克，酢浆草 60 克，水煎服，1 剂 / 日，分两次服。

2. 盐肤木根、七叶莲、大青全草各 6 克，水煎服，1 剂 / 日，分两次服。

十六、腰腿病

1. 小叶风不动、金樱根、鸡血藤根、穿山龙根各 6 克，水煎服，1 剂 / 日，分两次服。

2. 两面针根、过山香（山苍子）根、毛大丁全草各 6 克，水煎服，1 剂 / 日，分两次服。

十七、扭伤

1. 栀子 2 两，面粉 3 两，放米或白蜜捣烂，加上 50% 酒精适量外敷。

2. 羊蹄草适量，盐少许捣敷。

3. 生石膏、石萝卜适量捣敷。

十八、疖肿

1. 白花蛇舌草 1 两，一点红 1 两，野菊花 1 两，全草水煎服，渣外敷。

2. 地胆头 1 两，鬼针草 1 两，水煎服。

3. 田边草、四方草、野毛芋、半边莲适量，捣烂外敷。

十九、痔疮、肛裂

旱莲草 1 两，半边莲 1 两，摩来卷柏 15 克，水煎服。

二十、烧伤、烫伤

1. 生石灰 1 斤加冷开水 4 斤，沉淀，取澄清水，加等量食油，加 0.4% 冰片，外敷。

2. 虎杖根研粉，用 80～100 目的筛子过筛，制成 80 克粉，加陈茶叶（两年以上）煎水 350 毫升，将茶水调虎杖粉成糊状，经高压消毒 20 分钟后再用。主治 Ⅰ、Ⅱ 度烧伤。

3. 虎杖粉 50 克，紫珠叶粉 20 克（用 80 目筛子筛过），蜂蜜 150 克，加 100 毫升蒸馏水调糊状，高压消毒外用。主治面部烧伤。

4. 虎杖粉 100 克，白及粉 15 克，地榆粉 15 克，黄连粉 20 克，冰片 25 克，陈浓茶叶水适量调成糊状，高压消毒外用。用于有感染的创面。

常配剂型

一、水剂（合剂）

1. 感冒合剂：崩大碗半斤，桂枝半斤，鬼针草 2 斤，五指柑（黄荆）根 1 斤，第一次加水煎 3 小时，第二次加水煮 5 个小时，干的草药可煮成水 6 斤，鲜者减半，10 ～ 30 毫升 / 次，3 次 / 日。

2. 胃痛合剂：十大功劳叶根半斤，陈皮半斤，两面针根（铜皮铁骨）半斤，桂枝半斤，煎成 2000 ～ 3000 毫升，10 ～ 15 毫升 / 次，2 次 / 日。

3. 定喘合剂：干枇杷叶 1 斤，旱莲草 1 斤，崩大碗 1 斤，桑叶半斤，煎成 2000 毫升，15 ～ 30 毫升 / 次，3 次 / 日。

4. 感冒合剂：田边草半斤，水杨梅根 1 斤，山芝麻根 1 斤，煎法、服法同上。

5. 止痛合剂：七叶莲半斤，鸡血藤根 1 斤，小叶风不动半斤、金樱根 1 斤，煎成 2000 毫升，15 ～ 30 毫升 / 次，3 次 / 日。

6. 止血合剂：紫珠叶 1 斤，地苈 1 斤，煎成 1000 毫升，15 毫升 / 次，3 次 / 日。

7. 痢疾合剂：凤尾蕨（鸡脚草）1 斤，酢浆草半斤，小飞扬（小叶乳汁草）半斤，煎成 2000 毫升，50 毫升 / 次，3 次 / 日。

煎剂：干或鲜草，放水应超过药面，把药压下去，煎的时间不应少于 40 分钟，鲜草比干草更好。

二、酊剂

1. 毛大丁（一枝香）酊剂：干毛大丁 1 斤，加高粱酒 1500 毫升，先浸 7 天，后把药渣捣烂再浸 7 天，过滤，10～20 毫升/次，3 次/日。

2. 花黎木酊剂：花黎木根（干者）100 克，加高粱酒 500 毫升，泡 7 天后过滤，内服 2～3 毫升/次，最多不超过 5 毫升，3 次/日。主治腰腿痛、风湿痛。

3. 三加皮酊剂：干三加皮根 100 克，加高粱酒 500 毫升，泡 7 天后过滤，5～10 毫升/次，3 次/日。主治腰腿痛、风湿痛。

4. 两面针酊剂：两面针根（干者）50 克，了哥王根皮 10 克，泡 75% 酒精 200 毫升，浸 15 天后过滤备用，以棉球蘸药水塞患处。主治各种牙痛。

三、成药

1. 鼻炎膏：干石胡荽（鹅不食草）15 克，苯海拉明 1 克，麻黄碱 1 克，呋喃西林 1 克，配凡士林 100 克。主治鼻塞，外涂患处。

2. 胃乐散：甘草 1 两，陈皮 1.5 两，石菖蒲 2 两，氧化镁 30 克，碳酸氢钠 30 克，碱式硝酸铋 15 克。主治胃痛、胃溃疡，1～2 克/次，3 次/日。饭后服。

3. 吹喉散：半边莲 1 两，田边草 1 两，薄荷 2 钱，研末备用。主治喉痛、扁桃体炎，吹患处。

4. 鼻炎散：石胡荽研粉备用，以少许吹入鼻中。主治鼻炎、鼻塞。

5. 止血粉：紫珠叶、仙鹤草各 2 两研末备用。主治各种出血，每次口服 6～15 克，同时取适量外敷患处。

6. 感冒丸：马鞭草、半边莲、崩大碗各等分，研末制蜜丸，6 克/丸，内服 1～2 丸/次。主治感冒发烧、喉痛。

7. 胃痛丸：陈皮、十大功劳根叶、崩大碗各等分，研末制蜜丸，6 克/丸，口服 2～3 丸/次，2 次/日。主治各种慢性胃痛。

连城县民间单方验方选

◎ 张健力 整理

1970 年 4 月，连城县革命委员会生产组深入各地，拜能者为师，组织广大医务人员，收集了不少民间中草药单方、验方，经当时的连城县革命委员会生产组中草药编辑小组整理而成《连城县民间单方验方选》，供全县医务工作者和大众参考使用。本文就是根据李治权提供的这本小册子整理而成。

一、内科疾病

（一）感冒、流感

1. 鸡胫子根（又名野鸦椿）5 钱，水煎服。口干、喉痛加山豆根（粪箕笃，又名千金藤）5 钱。

2. 鼻塞者，石胡荽揉烂塞鼻取嚏。

3. 葛根 3 钱，橄榄 3 钱（或石兰 3 钱，葛根 3 钱），水煎服。

4. 山芝麻 5 钱，积雪草 1 两，酢浆草 1 两，水煎服。

5. 水杨梅 3 钱，山竹叶（淡竹叶、山麦冬）3 钱，鬼针草 3 钱，水煎服。

6. 枇杷叶 3 钱，石橄榄 3 钱，山芝麻 3 钱，水煎服。

7. 水杨梅根 2 斤，加水 5 斤，煎成 4 斤，成人 30 ~ 40 毫升 / 次，2 次 / 日。

8. 贯众根 1 两，水煎服。

9. 牛顿草 1 两，水煎服。

10. 积雪草 5 钱，野菊花 5 钱，地胆草 3 钱，水煎服。

11. 紫苏 2 钱，荆芥 2 钱，生姜 2 片，水煎服。（用于风寒感冒）

12. 野菊花 5 钱，冬桑叶 2 钱，鬼针草 5 钱，水煎服。（第 7 ~ 12 方亦能预防流感。）

13. 葱白 2 钱，淡豆豉（或生姜）3 钱，水煎服。

14. 桑叶 5 钱，野菊花 1 两，青蒿 5 钱，白茅根 5 钱，水煎服或研末制片。

15. 牡荆叶 1 两，鹰不泊根（虎阳刺）1.5 两，岗梅根 1 两，水煎服。

16. 爬墙草（地名墙帮、小叶风不动）2 两，红枣 2 两，水煎服。

（二）白喉

1. 地胆草（牛托鼻）1 两，加青壳鸭蛋 2 只，水煎服。

2. 乌桕根和糯米共磨汁，点于喉部。（此方经多人介绍治单双蛾喉疗效显著）

3. 石苇捣烂冲开水服。

4. 积雪草 1 两，铺地锦（满天星、天胡荽）1 两，酢浆草 1 两，捣汁服，渣加白醋含漱。

5. 半边莲 1 两，金银花 1 两，酢浆草 1 两，水煎服。

6. 一枝黄花（地名毛里金钗）5 钱，土牛膝 1 两，爵床 1 两，水煎服。

（三）百日咳

1. 一枝黄花根 1 两，水煎服。

2. 芹菜捣烂绞汁加温后配蜜糖口服，5 岁以下 20 毫升 / 次，1 次 / 日。

3. 大蒜，小儿每周岁用量为 1 粒，捣烂冲开水蒸 5 分钟后加白糖适量服。

4. 石胡荽 5 钱，捣烂冲开水炖 5 分钟后加白糖适量服。

5. 中药成药：蛇胆陈皮末。

以上诸方可轮流服，连服 7 天即愈。

（四）支气管哮喘

1. 百合 4 两，百部 4 两，枇杷叶 5 两，共研粉，炼蜜为丸，9 克 / 丸，1 丸 / 次，3 次 / 日。

2. 枇杷叶 3 钱，桑叶 2 钱，积雪草 3 钱，旱莲草 3 钱，水煎服。

3. 金樱根 3 钱，枇杷叶 2 钱，陈皮 3 钱，水煎服。

4. 地胆草 3 钱，胡颓子小叶 3 钱，百部 2 钱，水煎服。

（五）空洞型肺结核

山白芷（白毛将军）3 钱，鱼腥草 3 两，水煎服。

（六）肺脓疡（肺脓肿）

1. 肺形草（山藿香）2 两，猪肺 4 两，置锡壶内，将猪肺气管露在外面，炖 1 ~ 2 小时后，加糖服。

2. 叶下红（一点红）半斤，捣烂绞汁冲开水服。

3. 干芙蓉叶 5 钱，冰糖 5 钱，水煎服。

4. 鱼腥草 2 两，加红糖，开水冲泡服。

（七）肺炎

羊屎梨根 2 两，水煎服。

（八）咳血

1. 百合 2 两，侧柏叶 1 两，水煎服。（此方经验证有效，还可加仙鹤草 1 两及三七粉 2 克，吞服，3 次 / 日）

2. 山茶子花 5 钱，加糖水煎服。

3. 凹叶景天 2 两，水煎服。

（九）乙型脑炎

1. 山茶叶 1 两，凤尾草 2 两，海金沙 1 两，生香附 5 钱，共捣烂，用布包，冷开水洗出汁加白糖少量内服。

2. 预防用：松毛 5 斤，甘草 4 两，加水 80 斤煎一小时，成人服一碗，小孩半碗 / 次，3 天一次。

（十）胃疼

1. 胃酸过多，呕酸水

猪胆 1 个，当归 3 ~ 4 钱，加白糖少许，水煎服。

2. 胃癌

（1）过山香根研粉，以蜜炼为丸，每丸 3 钱重。每日两次，每次服 1 丸。

（2）过山香子 5 钱，水煎服。

（3）山猪肝（羊蹄子）干根 5 钱至 1 两，配水酒炖服。

（4）胭脂水粉花根 1 两，用花生油 1 两炒黄，配未生蛋的小母鸡 1 只及水酒适量炖服。

3. 胃出血

红飞扬（红背叶）全草 2 两，配兔子炖服。

（十一）急性胃肠炎

1. 檵木（即清明花、美树杉）根二重皮 2 两，水煎服。

2. 算盘子（大戟科）叶、铁苋菜、檵木嫩叶各等分，3～4次/天，开水送下。

（十二）胃、十二指肠溃疡、慢性胃炎

1. 马兰2两，酢浆草2两，水煎服。

2. 两面针根2钱，过山香2钱，鸡血藤3钱、十大功劳（土黄柏）2钱，水煎服。

3. 石菖蒲2钱，陈皮2钱，防己2钱，穿山龙2钱，水煎服。

4. 胃痛片：台乌（鲫鱼柴根）10份，石菖蒲3份，香附子1份，马兰6份，切碎晒干研末压片，每片含0.35克，2～5片/次。

5. 七叶莲藤片：七叶莲藤叶晒干研粉压片，每片含0.37克，2～4片/次，3次/日。

（十三）急性肠炎

地菍3～4两，水煎服。

（十四）急慢性肝炎

1. 鸡脚草（凤尾草）2两，破铜钱（崩大碗、积雪草）2两，车前草2两，黄柏2钱，水煎服，连服2周。

2. 两面针根2两，水煎服，几次即愈。

3. 铁线草（又名铁线蕨）1两，水煎服。

4. 黄胆草（马蹄金）2两，酢浆草2两，凤尾草3两，水煎服。

（十五）肝癌

白花蛇舌草（干）1两，生铁树根1两，水煎服。（可加半枝莲1两）

（十六）肝硬化腹水

木毕花根半斤，沙蛤子（蚬子）适量炒酒，加鸡蛋两个煎服。（注：连城县医院以前有用木毕花根制剂治肝硬化腹水，据李明华医师称，如肝功能检查有蛋白倒置者，应加入扶正药如党参、黄芪之类。清流邓家一民间医生用木毕花根、虎杖根、兖州卷柏治肝炎、肝硬化腹水多人，很多人求医，疗效显著。李治权认为制水药用后易引起缺钾，因此加入中药茯苓补钾，或补氯化钾口服较为稳妥。）

（十七）急性细菌性痢疾

1. 鱼腥草 2 两，铁苋菜 1 两，仙鹤草 1 两，水煎服，白痢加红糖，红痢加白糖。

2. 铁苋菜（玉碗捧真珠）1 两，半边莲 5 钱，鱼腥草 1 两，马蹄金 1 两，杠板归 5 钱至 1 两，水煎服。（腹痛者加鹅不食草 5 钱）

3. 马齿苋 1 两，凤尾草 2 两，水煎服。

4. 鱼腥草 2 两，凤尾草 2 两，马齿苋 4 两，铁苋菜 1 两，水煎服。

5. 苦瓜叶 2 两，捣烂绞汁冲开水服。

6. 辣蓼草（赤蓼）1 两，捣烂冲开水服。

（十八）阿米巴痢疾

算盘子叶 1 两，野麻草（铁苋菜、玉碗捧真珠）1 两，水煎服。

（十九）便秘

枫树叶嫩芽 6 ~ 7 片，揉熟，开水送服。

（二十）脱肛

1. 五倍子 3 两，地榆 4 钱，枳壳 3 钱，水煎服。

2. 陈枳壳 5 钱，黄芪 5 钱，升麻 3 钱，冰糖 1 两，水煎服，连服数次。

3. 杠板归全草 1 两，猪大肠头半斤炖服。

4. 三叶鬼针草 1 两，山大刀 2 两，猪大肠头适量炖服。

（二十一）阑尾炎

1. 鬼针草 2 两，一点红 2 两，白花蛇舌草 1 两，水煎服。

2. 鲜苍耳草根 2 两，水煎分数次服，服至愈止。

（二十二）高血压

铁苋菜 1 两，水煎服，久服可愈。

（二十三）蛔虫性肠梗阻

蜂蜜 4 两，生姜 5 钱，捣烂取汁调入蜂蜜内，分数次服，服至呕吐止，然后再服蛔虫药。

（二十四）胆道蛔虫病

乌梅丸，成人每次 2 钱，日服两次，开水送下。

（二十五）营养不良性水肿

旱莲草 5 两，鸡蛋 2 个，加酒煎服，连服 3 ~ 4 剂即愈。

（二十六）风湿性关节炎、腰腿痛

1. 老鼠簕根半两至 1 两，鸡肉共炖服（孕妇禁服）。

2. 小叶风不动 1 两，香藤（瓜子藤）根 1 两，三月泡根 5 钱，大风不动根 5 钱，加米酒水煎服。

3. 二月红根 1 两，配瘦猪肉炖服。

4. 山杜仲根 2 两，加猪肺 1 只炖服。

5. 半支莲（眼镜草）晒干研粉，每次 2 钱。

6. 半支莲 1 两，水煎服。

7. 野牡丹（金石榴、花红头、赤背孩儿）根 2 两，水煎加酒服。

8. 五爪金龙（乌鸦藤）根 1 两，过山香根 5 钱，加猪脚炖，冲酒服。

9. 算盘子根二重皮晒干研粉，每服 3 钱，水酒送下。

10. 小叶风不动 2 钱，金樱子 3 钱，穿山龙 3 钱，鸡血藤 3 钱，水煎服。

11. 两面针（山花椒）根、过山香根、毛大丁各 3 钱，水煎服。

12. 山地瓜根 3 ~ 5 片，用酒煮，先喝一口，余汤外擦患部。

13. 金线吊胡芦根 3 片，酒 3 茶匙，水 3 茶匙煎服，服一半，余汤外擦疼痛处。

14. 威灵仙根（鲜）1 两，八卦拦路虎鲜根 1 ~ 2 两，猪蹄 1 只，水酒各半炖服。

15. 墨鱼干（带骨）2 只，加老酒半斤炖服，日服两次。

（二十七）精神分裂症（狂躁型）

鲜芭蕉根 2 两，生石膏 2 两，水煎服。

（二十八）癫痫

1. 苍耳子 2 两，羊脑 1 副，开水炖服。

2. 苍耳草嫩芽阴干研末，每服 1 钱，开水送下。

（二十九）急性肾炎

1. 无毛鲜野芹菜 5 钱，热糯米汤加红糖煎服。

2. 狗骨柴（牡荆）根 1 两，未生蛋小母鸡 1 只，加适量糖酒炖服。（服

药前先服通便中药）

3. 鲜车前草 2 两，红枣 5 枚，水煎服。

4. 车前草 3 钱，白花蛇舌草 2 钱，大乞食碗 2 钱，野菊花 2 钱，水煎服。

5. 金樱子根 3 钱，海金沙 2 钱，金银花 2 钱，乌韭 2 钱，水煎服。

（三十）泌尿系结石

1. 积雪草 2 两浸入洗米水中 2 小时后取出捣烂，冲开水服。

2. 破铜钱（满天星）、大乞食碗各 1 两，水煎服。

3. 高树有根 4 两，米酒 2 两，兔子 1 只（去内脏）炖服，连服 3 次。

（三十一）急性肾盂肾炎、膀胱炎、尿道炎

1. 白花蛇舌草 8 钱，金银花 5 钱，石苇 3 钱，白菊花（或野菊花）适量，水煎服。

2. 算盘子嫩叶 6 ~ 7 片，揉熟后开水送服。

（三十二）尿猪留

鲜茅根 4 两，水煎服，日服 1 剂。

（三十三）遗精、梦泄

1. 金樱子根 1 两，何首乌 4 钱，莲子 1 两，水煎服。

2. 海金沙全草烧灰存性，每晚 3 钱，开水送下。

3. 五味子 2 钱，莲子 1 两，茯苓 4 钱，金樱子 5 钱，龙骨 5 钱，牡蛎 2 钱，水煎服。

（三十四）耳鸣

辣薯（全草）6 钱，牛肉 4 两，水酒半斤煮服。

（三十五）盗汗

1. 小叶风不动（全草）煎水洗澡。

2. 海金沙根 2 两，白糖 1 两，水煎服。

3. 当归 5 钱，浮小麦 5 钱，五味子 2 钱，熟地 5 钱，炙黄芪 5 钱，党参 5 钱，红枣 5 钱，水煎红糖调服。

（三十六）糖尿病

1. 金樱子根 3 两，加食糖适量煎服。

2. 八卦拦路虎（地桃花）3 两，金丝草 3 两，七叶莲叶 1 两，水煎服。

二、外科疾病

（一）痈疖

1. 鲜桃树叶捣烂，加少许红糖外敷。

2. 地瓜叶加酸饭，捣烂外敷。

3. 芙蓉叶、旱莲草（白花墨草）、野菊花叶各等分，晒干研末备用。

制法:取上药末 30 克,加入酸醋 2 汤匙和匀后与 70 克凡士林调匀成软膏。

用法：外用，有消炎、散结、退肿、止痛之功效。

4. 芙蓉叶、野菊花（全草），晒干研粉加猪胆汁调成糊状，供外敷用，每日换药一次。

5. 芙蓉叶晒干研粉，配成 30% 凡士林软膏，外敷。

6. 蒲公英、紫花地丁、野菊花、旱莲草各适量，捣烂外敷。

7. 紫花地丁 2 两，煎汤浸洗患部，鲜叶捣烂外敷。

8. 田边草、四方草、野芋子各等量，捣烂外敷。

9. 白花蛇舌草、地胆草（牛托鼻）、叶下红（一点红）各 1 两，捣烂外敷。

10. 鬼针草、金银花、地胆草各等量，捣烂外敷。

11. 青苔加冰片、冷饭，捣烂外敷。

（二）多发性脓肿

1. 壮士锋根 3 ~ 4 两，水煎服。鲜叶捣烂外敷。

2. 田字草、蜈蚣萍、半边莲、鬼针草各等量，捣烂外敷。

（三）外科伤口窦窿形成

花椒 5 钱,生艾叶 5 钱,葱根 1 两,水煎洗伤口,每天 1 ~ 2 次,半月即愈。

（四）跌打损伤

1. 七里香（春香）根 5 钱，水煎服。

2. 金不换（千层宝塔）5 钱，野蒜（石蒜）5 钱，桃树嫩叶 7 片，水煎服。

3. 跌打丸。制法:金不换 1 份，过山香 4 份，香藤根 4 份，大罗伞 2 份，七寸金 1 份，一枝香半份，威灵仙 1 份，防己 1 份，七叶莲 2 份，茜草 1 份，晒干研末，调蜜制丸，每丸重 7 克。主治：跌打损伤，腰肌劳损。用法：每次 1 丸，每日 3 次。疗效:经临床应用，对急性腰肌劳损及软组织挫伤疗效好。

（五）四肢或腰部扭伤

1. 乌桕 4 两, 骨碎补 4 两, 酒糟适量共捣烂, 煮熟外敷。

2. 九节茶 1 两, 松毛 1 两, 百两金根 1 两, 桃树根 1 两, 共捣烂浸 95% 酒精, 擦伤处。

3. 乌桕 (蜡子树) 根 2 两, 桃树根 3 两, 山葡萄根 2 两, 金樱子根 2 两, 生姜 2 两, 捣烂的香葱 2 两, 先将前五味洗净切片, 加水 10 斤, 煎 1 个小时后, 加入香葱趁热洗伤处, 如伤在四肢浸后洗, 连续洗几天, 即见肿退痛止。

4. 花榈木酊。配制:花榈木根 20 克, 晒干切片, 60% 酒精加至 100 毫升, 浸泡 1 周, 过滤备用。主治:腰肌劳损、扭伤, 四肢扭伤。用法:每次 5 毫升, 每日两次, 不超过 1 周。疗效:对腰肌劳损及关节疼痛有一定疗效, 但多有头晕反应。

（六）水火烫伤

1. 海金沙晒干研粉调茶油外涂。

2. 铜皮铁骨根研粉调醋外涂。

3. 虎杖 (土大黄) 根, 晒干研末, 山茶根烧灰存性, 共调茶油外涂。

4. 松树果实磨水外涂。

5. 马齿苋捣烂外敷。

6. 南瓜瓤外涂。

（七）足底（后跟）伤

1. 山黄鼠根 (二重皮), 加酒糟、盐共捣烂外敷。

2. 地胆草全草, 加盐和烧酒捣烂外敷。

（八）痔

1. 石灰、茶枯 (茶饼)、地瓜叶、醋各适量, 煮熏之。

2. 黄丹、冰片、滑石、胆矾研末调凡士林外敷。

3. 旱莲草 1 两, 半边莲 1 两, 地卷柏 3~5 钱, 水煎服。

（九）急性睾丸炎

1. 灯笼草根 1 两, 鸡蛋 2 个, 水煎服。

2. 大叶风不动根 1.5 两, 鸡鸭蛋各 1 个, 酒水各半煎服。

（十）急性乳腺炎

1. 七叶一枝花干根研粉调醋或磨醋外涂。

2. 鲜金樱子叶 1 两，捣烂冲热黄酒服。

3. 铁扫把 2 两，水煎冲黄酒服，后期加蜈蚣萍捣烂外敷。

4. 酢浆草（卜姑酸）捣烂加白糖水酒炖服，渣敷患部。

5. 马齿苋捣烂外敷。

6. 野菊花叶加蜜糖共捣烂外敷。

7. 天青地白 2 两，水煎服。

8. 鲜蒲公英 1 两，水煎服。另用鲜草捣烂外敷。

9. 蜈蚣萍、田七草、半边莲、鬼针草各等量，捣烂外敷。

10. 青松毛适量与糯米粉共捣烂敷患部，如破溃流脓者加红糖少量共捣烂，如初发未溃者加食盐少许同捣烂外敷。

11. 陈皮 1 两，甘草 1 钱（或岗梅 1 两），水煎服。

12. 一见喜（穿心莲）干粉，每次 2 克，日服 3 次。

13. 银花 5 钱，土茯苓 1 两，生地 5 钱，水煎服。

14. 野牡丹（王不留行）叶 2 两水煎，或根一两半、葱根 2 钱，水煎冲水酒服，渣敷患处。

（十一）无名肿毒

1. 蜈蚣萍、田字草、半边莲、鬼针草各等量，捣烂外敷。

2. 五爪金龙叶捣烂外敷。

3. 苎麻根捣烂外敷。

4. 苎麻根 2 两，生姜适量，葱头适量，黄栀子 5 粒，加少许烧酒共捣烂外敷。

5. 七叶一枝花根磨醋外涂。

6. 野菊花（全草）3 两，芙蓉花（花、叶）3 两，加适量葱汁捣烂外敷。

7. 冷水飞扬全草捣烂外敷。

8. 青骨飞扬捣烂外敷。

（十二）瘭疽（蛇头疔）

1. 凤凰尾一撮捣烂用杯煎煮，熏蒸患处。

2. 鲜鸡蛋打洞加入黄连粉 1 克，调匀后，患指头伸入蛋内浸泡半小时，瘰疬初起者效佳。

3. 猪胆加入雄黄粉 1 克，调匀后，患指伸入蛋内浸泡半小时，效佳。

4. 酒娘糟、黄糖、马齿苋、大蒜各等量，捣烂外敷。

（十三）淋巴结核

1. 一枝香根 1 两，原壳鸡蛋 2 粒，水煎加酒冲服，鸡蛋热擦患部。

2. 土牛七根 1 两，鸡蛋 1 只，带壳同炖，趁热将蛋外擦患部，汤内服，每日一次。

（十四）急性淋巴结炎

干茄子皮烧灰存性，调茶油外涂。

（十五）毒蛇咬伤

1. 留连根磨高粱酒外涂，根之木质部水煎服。

2. 生小芋子磨汁外涂伤口周围。

3. 蜈蚣萍、田字草、半边莲、鬼针草捣烂外敷。

4. 青竹蛇咬伤：（1）空心菜根捣烂敷伤口周围。（2）小本土荆芥根磨涂伤口周围。

5. 半边莲、过塘蛇、鬼针草、田字草各 2 两，捣烂，一半冲开水服，一半外涂。

6. 雄黄、白芷各等分研粉外敷创口。

7. 山豆（无刺三角天红）根磨醋涂伤口。

8. 马兰（黄秋菜）全草适量捣烂外敷。

9. 狭叶韩信草、叶下珠、鱼腥草、一枝黄花、一点红、地胆草、积雪草、地耳草、白花蛇舌草、蛇莓各等量，水煎服。

10. 旱莲草 2 两、金银花 2 两、黄柏 5 钱、栀子 1 钱，水煎服。

11. 七叶一枝花根 2 钱，研末开水送服，每日 2 ~ 3 次，根磨醋外涂。

12. 斑叶兰全草 1 ~ 2 两，牡蒿草叶 2 钱，杜衡根 1 钱，金银花 3 ~ 4 钱，水煎，一日 3 次，饭前服。

13. 有角乌蔹莓（金线吊葫芦）块根 1 两切片，水煎服，治五步蛇、银环蛇咬伤。根块磨醋外涂伤口。

（十六）竹木刺伤（异物入体不出）

1. 蓖麻子与饭共捣烂外敷。
2. 生油桐子捣烂外敷。

三、妇产科

（一）痛经（经前或经后痛，经血黑色或成块）

鲜香附 2 两，鲜算盘子根 3 两，加红糖水酒煎服，在经期前 4～5 天服之。

（二）月经不规则

野牡丹（金石榴、小叶赤背孩儿）2～3 两，加猪肉炖服。

（三）白带过多

1. 向日葵根 2 两，苍耳子根 1 两，炒酒水炖服。
2. 川新曲 1 两，加冰糖水蒸服。
3. 白花丹（白花）根 5 钱，威灵仙 5 钱，鸡胵子 5 钱，大风不动根 5 钱，共加炒，加未生蛋小母鸡 1 只，糖酒适量炖服。

（四）血崩

1. 生土川莲根 2 两，炒干配猪肉炖服。
2. 乌梅 12 个，地榆 5 钱，当归尾 1 两，川芎 3 钱，白芍 2 钱，党参 5 钱，炙黄芪 5 钱，炙甘草 2 钱，熟地 5 钱，炒侧柏 5 钱，茜草根 3 钱，水煎服。
3. 芙蓉花 1 两，灶心土 1 两，水煎服。

（五）产后盗汗

地卷柏（黄脚鸡）1 两，加糖适量，水煎服。

（六）产褥感染（产后风）

1. 向日葵 1/4 个加原壳鸡蛋用布包，在前额上擦，汤加黄酒少量冲服。服后忌风。
2. 鹅掌金星（七星草）2 钱，一点红 2 钱，鸡蛋 2 个，水煎服。
3. 三仙丹 3 钱加鸡 1 只，加酒炒后炖服。
4. 穿山龙根 5 钱，加黄酒炖服。
5. 白背叶（帽顶树根）3 钱，加酒炖服。
6. 鲜鹅掌金星 1 两，配酒煎服。

7. 柳树根 1 ~ 2 两，加酒煎服。

8. 凤尾草（鸡脚草）1 两，白糖适量，水煎服。

9. 摩来卷柏、筋瓜风药各 3 钱，水煎服。

四、小儿科

（一）小儿消化不良

1. 鲜犁头草 1 两，绿豆 1 两，鱼腥草 2 两（鲜），水煎服。

2. 车前草 1 两，马齿苋 1 两，如烦躁者加灯芯草适量，水煎服。

（二）流行性腮腺炎

1. 大青叶 6 钱，水煎服。外用青黛调醋涂患部。

2. 水杨梅根磨醋外涂。

3. 板蓝根 4 钱，银花 5 钱，连翘 4 钱，桔梗 2 钱，黄柏 2 钱，生甘草 2 钱，水煎服，1 天 1 剂，连服 3 天。

4. 黄花菜（真金菜）2 两，水煎服。

五、皮肤科

（一）皮肤湿疹

苍耳草 1 两，猪肉 4 两，水炖服。另取全草适量煎水洗患部。

（二）带状疱疹

1. 鲜石苇捣烂绞汁涂患处。

2. 蛇莓捣烂绞汁外涂。

（三）阴囊皮炎（绣球风）

春笋壳（干）3 两，煎水熏洗，有特效。

（四）漆性皮炎

1. 山茶子叶捣烂冲热饭汤，外涂洗患部。

2. 石苇煎水洗患部。

3. 盐肤木鲜叶适量煎汤洗患部。

（五）癣

1. 留连根磨醋外涂患部。

2. 生荸荠（马荠）去皮，以小刀切开，切面先在生锈铁板上擦数下再擦患部。

3. 血夹菜加盐共捣烂外敷。

4. 半边莲加 95% 酒精捣烂外擦患部。

（六）皮肤瘙痒症

鲜益母草 4 两，加水酒半斤炖服，连服几次即愈。

六、五官科、眼科

（一）鼻衄

1. 乌珠树根 2 两，水煎服。

2. 算盘珠根、鸡胚子根、羊屎梨根各 1 两，水煎服。

3. 狗鱼（塘鲺鱼）半斤，黑豆 2 两，水煎服。

（二）中耳炎

1. 虎耳草捣烂取汁，加适量冰片溶解后滴入患耳内。

2. 七叶一枝花根磨醋滴入耳内。

3. 南瓜蒂（烧灰）、白芷各等量，研末吹入耳内。

（三）急慢性扁桃体炎、咽炎

1. 田边草捣烂加盐少许，以纱布包好置口内含 20 分钟，或加一点红水煎服（效果好）。

2. 马鞭草 3 钱加盐捣烂，口含或煎服。

3. 苦茶（酒饼草）晒干研粉配蜜制丸，每丸 3～5 钱重，每服 1 丸，每日 3 次。

4. 一枝黄花 1 两，一点红 1 两，水煎服。

5. 马兰 2 两，水煎服，每日 3 次。

6. 地苓 2 两，马兰 3 两，捣烂冲开水服。

（四）角膜炎（眼生疔）

1. 白菊花 3 钱，谷精草 3 钱，煮豆腐服。

2. 威灵仙根捣烂敷内关穴，觉灼热感时弃药。

3. 毛茛（野芹菜）捣烂纸包塞鼻，左患塞右，右患塞左，取嚏后即去药。

4. 蒲公英捣烂加入乳汁少许敷眼部。

5. 水杨梅根 5 钱，捣烂敷内关穴或塞鼻。

（五）急性结膜炎（红眼睛）

1. 羊屎梨叶、桃树叶、嫩茶叶等量，水煎熏眼部。

2. 截叶铁扫帚根 2 两，叶下珠 1 两，野菊花 5 钱，水煎服。

（六）口腔溃疡

1. 田边草、一点红捣烂，冲开水含漱。

2. 黄柏 1 两，水煎含漱。

（七）牙痛

1. 黄栀子根 1 ~ 2 两，加蛋炖服。

2. 两面针根 50 克用 75% 酒精 100 毫升浸泡，外涂患处。

3. 一枝黄花根 2 钱，枸杞根 5 钱，水煎服。

（八）鱼骨哽喉

1. 盐橄榄 5 ~ 10 只含服。

2. 草果 3 钱，威灵仙根 3 钱，甘草 2 钱，水煎服。

连城县民间中草药单验方

◎ 江开燮 等

1986年3月,连城县组织全县中药资源普查。在普查过程中,通过对医生、老药农进行调查访问,共收集民间单验方20余种,整理如下。

一、细菌性痢疾

方一:野麻草(玉碗捧珍珠)15克、龙芽草(仙鹤草)15克、凤尾草10克,水煎服。

方二:鲜马齿苋30克,水煎服,日两次,并以大蒜头2～3粒三餐配饭吃。

二、急性胃肠炎

藿香10克、川连6克、生姜6克,水煎服,日两次。

三、急性肠炎

茶叶10克、生姜6克、两碗水煎一碗,一次服。若服不愈滑泻不止者,以五倍子醋炒研末,每次3克,日两次。

四、急性黄疸型肝炎

方一:溪黄草20克、兖州卷柏(又名黄脚鸡)15克、白毛藤15克,水煎服,日一剂。黄疸退后需加枸杞15克。

方二:茵陈20克、栀子10克、黄柏10克、柴胡6克,水煎服。黄疸退后加枸杞15克。

五、无黄疸型肝炎

白背叶根 20 克、五指毛桃根 20 克、田基黄 15 克、穿破石根（又名山荔枝根）20 克、枸杞 15 克，水煎服。

六、急性阑尾炎

内服：鬼针草 30 克、鱼腥草 30 克、败酱草 30 克、桃仁 10 克、冬瓜仁 15 克，水煎服。

外敷：芒硝 30 克、大蒜 20 克，捣烂如泥，敷阑尾区，日换一次。

七、急性扁桃体炎

一点红 20 克（或一见喜 15 克）、射干 10 克、桔梗 10 克、甘草 5 克，水煎服。

八、急性乳腺炎

铁扫把 30 克、蒲公英 20 克、瓜篓实 20 克，水煎服。如初起伴畏冷发热，单用铁扫把煎水冲米酒趁热服，盖被取汗即愈。

九、带状疱疹

方一：鲜马齿苋适量，捣烂外敷，日换一次。
方二：雄黄、大黄任选一种研成细末，用植物油或茶水调和外敷。

十、漆疮（漆过敏）

野菊花 120 克，水煎内服，日一次，并以鲜鱼捣烂敷患处。或生螃蟹 3～5 只捣烂，用温开水冲泡洗浴，轻者 1 次，重者 3～4 次即愈。

十一、疥疮

硫黄 25 克、大枫子去壳 20 克、花椒 20 克，研末沾油外擦，日两次，连续 3 天后换去内衣裤被席即愈。

十二、流行性腮腺炎（痄腮）

内服：板蓝根 15 克、夏枯草 15 克，水煎服。

外敷：赤小豆研末调好醋，厚敷肿处，稍凉即换。

十三、回乳

方一：断乳、乳房胀满。

炒麦芽 60 ~ 120 克，水煎服，日一剂。

方二：产后乳汁自出不止。

黄芪 15 克、五味子 5 克，水煎服，日一剂。

十四、肩臂痛（漏肩风）

片姜黄 10 克、桂枝 6 克、羌活 10 克、红花 5 克、嫩桑枝 20 克、当归 15 克、黄芪 20 克，水煎服，日一剂。痛甚者加乳香、没药各 6 克。

十五、脚癣

防风 5 克、枫子仁 5 克、荆芥 5 克、五加皮 6 克、红花 5 克、地骨皮 8 克、龟角 10 克、明矾 10 克、花椒 10 克，浸酸醋 2 斤，浸药 24 小时后开始浸患处，每天 1 小时，连续浸 7 天。中途不得中断。若是一服未愈，再一服。（由罗小雄提供）

十六、牛皮癣

土鳖皮 9 克、木别子 6 克、斑蝥 2 只，生姜酌量，用烧酒浸泡 3 天后，取药液涂抹患处。每日两次。（由罗小雄提供）

十七、痢疾

方一：野荞麦 30 ~ 50 克捣汁，赤痢加红糖，凉开水冲，滤去渣服；白痢加白糖，温开水冲，滤去渣服。日服一剂。3 天即愈。

方二：马齿苋 30 克、铁苋菜 20 克、黄连 5 克，水煎服。（由罗道炎提供）

十八、咽喉痛

鲜马鞭草根 50 克、鲜土牛膝根 30 克,水煎服。两剂即愈。(由赖跃斌提供)

十九、疔疖

天青地白、一点红鲜全草适量加红、白糖捣烂敷患处,日换一次,3 天即愈。(由赖跃斌提供)

二十、骨入喉

方一：用山楂煎汁服,治一切哽骨。

方二：用威灵仙煎水加白糖服。

方三：治鱼骨哽喉,用橄榄含嚼三五枚立化。(由赖跃斌提供)

二十一、砒霜中毒

先用防风二两煎汁服之,再用绿豆生擂冲水和密陀僧服下,可解。(由赖跃斌提供)

药膳篇

药食兼济　四季皆备

——浅谈连城民间传统药膳

◎ 林百坤

传统医学自古以来就有"药食同源"（又称"医食同源"）理论。这一理论认为，许多食物既是食物也是药物，食物和药物一样同样能够防治疾病。《黄帝内经太素》一书曾写道"空腹食之为食物，患者食之为药物"，反映出"药食同源"的思想。

连城是"中国客家美食名城"，所烹制的食物外形美观、色泽和谐、至味可口、香气扑鼻。富含营养、风味独特，是连城美食受欢迎的重要原因，而"药食兼济"又成为人们喜爱的重要理由。连城美食所用食物不少是围绕着药和食两字来调配的。这种食物既有营养价值，又可防病治病、健体强身。它"寓医于食"，既将药物作为食物，又将食物赋以药用，二者相辅相成，相得益彰。

一、选料着眼野生家养

连城药膳的选料与其美食一样，讲求野生家养。连城是山区，药用植物多，靠山吃山，靠水吃水；空气好、水好，少污染，原料基本上是生于田间、长于山峦、产于溪谷、种于菜园。食材取自自然，绿色环保。

有地里种的果蔬，如苦瓜、冬瓜、地瓜、雪薯、芦笋等，如常上餐桌的牛肉炒苦瓜，此菜鲜嫩爽口，甘苦适宜，温平不热，补而不滞，不仅常人食之有益，给糖尿病患者做食疗亦有好处。此类事例很多，本草文献中记载的具有保健和治疗作用的食物，让连城人应用得得心应手。

有野外摘的野菜，如苦斋、马齿苋、鱼腥草、大玉菜等，每到野菜长出嫩叶，餐桌上便有了新的内容。如大玉菜瘦肉汤，将山上采摘来的大玉菜（其根是中药升麻）洗净，下锅沸水焯一阵捞起，与切好的瘦肉一起下锅煮 15 分钟，调入盐巴、味精即可食用。民间常用这种菜补中益气，对胃下垂、脱肛等疾患疗效极佳。

有山上挖的药根，如香藤根、毛桃根、洋泡勒根、牛奶仔根、山苍子根、倒吊黄花根等，端上餐桌的药根汤，花样百出，浓香扑鼻，营养又保健。

二、烹煮多用蒸焖炆涮

加工也有讲究，多用蒸焖炆炖，少煎炒，不破坏食物营养，利于消化吸收。这从收集到的传统药膳中就可以看到。

典型的是汤多，这里的汤以田间深山的野菜草药为辅料烹调，经世代经验积累而传承下来。草药有辣薯、鸭香、灵芝、石花、鱼腥草、马齿苋、养心草、红根草、金线莲、茅草根、香藤根、毛桃根、洋泡勒根、牛奶仔根、雪花仔根、倒吊黄花根等，以它们配入畜禽骨肉经煲、蒸、滚、炖出来的汤菜，味道别具，生态环保，让人们在美食靓汤的享受中，滋补祛邪，调和阴阳，强筋健骨。

最有名的是涮酒，鸡、鸭、鱼、肉都可作为涮酒的主料，相应配以香藤根、辣薯、山苍子、牛奶仔根、鱼腥草等各种草药，与家酿米酒一起煮开，出锅配上调料，既美味又健身。以"九门头涮酒"为例，先将草药辣薯、香藤根等用清水煎，待药味煎出后，与米酒一并倒入锡壶中煮沸，依次将牛身上九个部位的肉投入壶中，用旺火煮滚，将肉捞起，配上调料吃，既有营养，又有祛风湿、去伤痛的功效。

三、食用兼顾日常节庆

连城食用药膳很普遍，不管是一日三餐还是年节喜庆，无论宴请宾朋还是家人补养，都可以看到药膳。

（一）日常饮食

主食多是粥和饭，在连城，经常还有地瓜。

粥是养生佳品，如果往其中加入其他食物同煮，又可赋以药用。要驱寒去疾，可加入生姜，将生姜切片，与粥同煮服下，即可达到目的;加雪薯同煮，可治脾虚食少。

米饭也有疗病的功效，特别是经过各种加工后。在连城，就有将米粉或米饭做成各种"粄"的做法，培田村有一种米粄叫"鸭公炆粄子"，据说可治盗汗。其做法是将早禾米（没糯性的食米）煮至半熟，捣烂后捏成小团（粄子），把鸭公炖烂后放入粄子，再加茴香菖蒲、香菜一起翻炒，又好吃又治病，深得大家喜欢。

地瓜，可谓连城人的福气。连城是"中国红心地瓜干之乡"，2019年又被授予"世界地瓜之都"的称号。地瓜俗称"番薯"，过去，连城城关地区通常早季种稻谷，晚季种番薯，冬季收成后，家家切番薯片、刨番薯丝，晒干储存以备食用。番薯补虚乏，益气力，健脾胃，强肾阴，功同薯蓣。这是李时珍在《本草纲目》里说的，连城客家人把它当主食，既益于肾又益于脾胃，实乃佳品。现在，加工方式花样翻新，通过蒸、煮、烤、炒等形式，产品美观好吃又健康。

说到菜，一是肉类。除前面说到的"涮酒"，还有禽畜的肉与草药一起焖炆，如雪薯炆牛肉、红菇焖黄兔等。二是时令果蔬，如夏季吃苦瓜，可以清炒，可以炒牛肉、炒蛋，还可以做成酿苦瓜，吃完清热解暑，明目解毒。

连城人最离不开的是汤，有药根配肉熬汤，也有野菜茎叶煮汤，药物和食物的营养和药性进入汤内，促进消化，利于吸收，保健养生效果好。

（二）特殊时刻

这里所说的特殊时刻，是指区别于日常一日三餐的特殊时段，比如节庆、染疾、伤身时。

节庆时吃药膳，印象最深的有清明节吃清明粄，冬至吃鲫鱼柴根（学名乌药）。清明节时，把采摘到的苎叶、艾叶或鼠曲草等青草药的鲜嫩叶子，煮烂浸泡后与米粉混合，充分捣匀成青色粄团，取出粄团置于案板上使劲反复搓韧，包上馅料蒸煮即可。它具有一股特有的青草芳香，性温，可驱风祛湿。冬至时用鲫鱼柴根与肉或骨头同熬汤，有行气止痛、温肾散寒的作用。以前，农家很多人吃不起田七，就用鲫鱼柴根代替。

发烧，是孩童的常见病，清蒸连城白鸭，无论食肉还是喝汤，都可达到清热解毒、滋阴补肾、祛痰开窍、宁心安神、开胃健脾的功效。连城民间一直沿用白鸭炖汤治疗小儿麻疹、肝炎、无名低热高烧和痢疾等病症。

妇女坐月子时，一是吃益母草炒饭，它具有活血调经、利尿消肿、清热解毒之功效；二是吃姜糖，把老姜碾末，加入红糖、食用油一起熬制，把制成的姜糖与荷包蛋一起煮，既温补又散寒；三是吃"风药"，用杀好的鸡，和事先搭配好的草药根一起下锅，爆炒，加入米酒，隔水炖煮两个小时，既可祛风驱寒、化瘀活血，又有补充营养、养生保健的作用。

以上所举，说明药膳在连城取材广泛，制作严谨，品种丰富，风味独特，走向了普及化和大众化，进入了千家万户，"调理阴阳""食药一体"的营养观已深入人心。人们通过认识草药，自觉地把草药融入自己的生活，使食用者得到美食享受，又在享受中使其身体得到滋补，疾病得到治疗。

附：

历代本草文献所载
具有保健和治疗作用的食物名单

一、历代本草文献所载具有保健作用的食物

1. 聪耳（增强或改善听力）类食物：莲子、山药、荸荠、蒲菜、芥菜、蜂蜜。

2. 明目（增强或改善视力）类食物：山药、枸杞子、蒲菜、猪肝、羊肝、野鸭肉、青鱼、鲍鱼、螺蛳、蚌。

3. 生发（促进头发生长）类食物：白芝麻、韭菜子、核桃仁。

4. 润发（使头发滋润、有光泽）类食物：鲍鱼。

5. 乌须发（使须发变黑）类食物：黑芝麻、核桃仁、大麦。

6. 长胡须（有益于不生胡须的男性）类食物：鳖肉。

7. 美容颜（使肌肤红润、有光泽）类食物：枸杞子、樱桃、荔枝、黑芝麻、山药、松子、牛奶、荷蕊。

8. 健齿（使牙齿坚固、洁白）类食物：花椒、蒲菜、莴笋。

9. 轻身（消肥胖）类食物：菱角、大枣、榧子、龙眼、荷叶、燕麦、青粱米。

10. 肥人（改善瘦人体质，强身壮体）类食物：小麦、粳米、酸枣、葡萄、藕、山药、黑芝麻、牛肉。

11. 增智（益智、健脑等）类食物：粳米、荞麦、核桃、葡萄、菠萝、荔枝、龙眼、大枣、百合、山药、茶、黑芝麻、黑木耳、乌贼鱼。

12. 益志（增强志气）类食物：百合、山药。

13. 安神（使精神安静、利睡眠等）类食物：莲子、酸枣、百合、梅子、荔枝、龙眼、山药、鹌鹑、牡蛎肉、黄花鱼。

14. 增神（增强精神，减少疲倦）类食物：茶、荞麦、核桃。

15. 增力（健力、善走等）类食物：荞麦、大麦、桑葚、榛子。

16. 强筋骨（强健体质，包括筋骨、肌肉和体力）类食物：栗子、酸枣、黄鳝。

17. 耐饥（使人耐受饥饿，推迟进食时间）类食物：荞麦、松子、菱角、香菇、葡萄。

18. 能食（增强食欲、消化等能力）类食物：葱、姜、蒜、韭菜、芫荽、胡椒、辣椒、胡萝卜、白萝卜。

19. 壮肾阳（调节性功能，治疗阳痿、早泄等）类食物：核桃仁、栗子、刀豆、菠萝、樱桃、韭菜、花椒、狗肉、狗鞭、羊肉、羊油脂、雀肉、鹿肉、鹿鞭、燕窝、海虾、海参、鳗鱼、蚕蛹。

20. 种子（增强助孕能力，也称续嗣，还有安胎作用）类食物：柠檬、葡萄、黑雌鸡、雀肉、雀脑、鸡蛋、鹿骨、鲤鱼、鲈鱼、海参。

二、历代本草文献所载具有治疗作用的食物

1. 散风寒（用于风寒感冒病症）类食物：生姜、葱、芥菜、芫荽。

2. 散风热（用于风热感冒病症）类食物：茶叶、豆豉、阳桃。

3. 清热泻火（用于内火病症）类食物：茭白、蕨菜、苦菜、苦瓜、松花蛋、百合、西瓜。

4. 清热生津（用于燥热伤津病症）类食物：甘蔗、番茄、柑、柠檬、苹果、甜瓜、甜橙、荸荠。

5. 清热燥湿（用于湿热病症）类食物：香椿、荞麦。

6. 清热凉血（用于血热病症）类食物：藕、茄子、黑木耳、蕹菜、向日葵子、芹菜、丝瓜。

7. 清热解毒（用于热毒病症）类食物：绿豆、赤小豆、豌豆、苦瓜、马齿苋、荞菜、南瓜、薯莨菜。

8. 清热利咽（用于内热咽喉肿痛病症）类食物：橄榄、罗汉果、荸荠、鸡蛋白。

9. 清热解暑（用于暑热病症）类食物：西瓜、绿豆、赤小豆、绿茶、椰汁。

10. 清化热痰（用于热痰病症）类食物：白萝卜、冬瓜子、荸荠、紫菜、海蜇、海藻、海带、鹿角菜。

11. 温化寒痰（用于寒痰病症）类食物：洋葱、杏子、芥子、生姜、佛手、香橼、桂花、橘皮。

12. 止咳平喘（用于咳嗽喘息病症）类食物：百合、梨、枇杷、落花生、杏仁、白果、乌梅、小白菜。

13. 健脾和胃（用于脾胃不和病症）类食物：南瓜、包心菜、芋头、猪肚、牛奶、杧果、柚、木瓜、栗子、大枣、粳米、糯米、扁豆、玉米、无花果、胡萝卜、山药、白鸭肉、醋、芫荽。

14. 健脾化湿（用于湿阻脾胃病症）类食物：薏苡仁、蚕豆、香椿、大头菜。

15. 驱虫（用于虫积病症）类食物：榧子、大蒜、南瓜子、椰子肉、石榴、醋、乌梅。

16. 消导（用于食积病症）类食物：萝卜、山楂、茶叶、神曲、麦芽、鸡内金、薄荷叶。

17. 温里（用于里寒病症）类食物：辣椒、胡椒、花椒、八角茴香、小茴香、丁香、干姜、蒜、葱、韭菜、刀豆、桂花、羊肉、鸡肉。

18. 祛风湿（用于风湿病症）类食物：樱桃、木瓜、五加皮、薏苡仁、鹌鹑、黄鳝、鸡血。

19. 利尿（用于小便不利、水肿病症）类食物：玉米、赤小豆、黑豆、西瓜、冬瓜、葫芦、白菜、白鸭肉、鲤鱼、鲫鱼。

20. 通便（用于便秘病症）类食物：菠菜、竹笋、番茄、香蕉、蜂蜜。

21. 安神（用于神经衰弱、失眠病症）类食物：莲子、百合、龙眼肉、酸枣仁、小麦、秫米、蘑菇、猪心、石首鱼。

22. 行气（用于气滞病症）类食物：香橼、橙子、佛手、柑、荞麦、高粱米、刀豆、菠菜、白萝卜、韭菜、茴香菜、大蒜。

23. 活血（用于血淤病症）类食物：桃仁、油菜、慈姑、茄子、山楂、酒、醋、蚯蚓、蚶肉。

24. 止血（用于出血病症）类食物：黄花菜、栗子、茄子、黑木耳、刺菜、乌梅、香蕉、莴苣、枇杷、藕节、槐花、猪肠。

25. 收涩（用于滑脱不固病症）类食物：石榴、乌梅、芡实、高粱、林檎、莲子、黄鱼、鲇鱼。

26. 平肝（用于肝阳上亢病症）类食物：芹菜、番茄、绿茶。

27. 补气（用于气虚病症）类食物：粳米、糯米、小米、黄米、大麦、山药、莜麦、籼米、马铃薯、大枣、胡萝卜、香菇、豆腐、鸡肉、鹅肉、鹌鹑、牛肉、兔肉、狗肉、青鱼、鲢鱼。

28. 补血（用于血虚病症）类食物：桑葚、荔枝、松子、黑木耳、菠菜、胡萝卜、猪肉、羊肉、牛肝、羊肝、甲鱼、海参、草鱼。

29. 助阳（用于阳虚病症）类食物：枸杞菜、枸杞子、核桃仁、豇豆、韭菜、丁香、刀豆、羊乳、羊肉、狗肉、鹿肉、鸽蛋、雀肉、鳝鱼、海虾、淡菜。

30. 滋阴（用于阴虚病症）类食物：银耳、黑木耳、大白菜、梨、葡萄、桑葚、牛奶、鸡蛋黄、甲鱼、乌贼鱼、猪皮。

（来源：中药材基地网）

乡间含草药成分的保健养生美食

◎ 吴有春

一、宣和米冻

每年大寒至立春时节，宣和乡每家每户都有蒸煮米冻的习俗，以备春节期间便于迅速用美食出桌，接待亲友及宾客。米冻内主要沁入槐花籽与牡荆中草药成分。其制作工序为：

1. 浸泡白籼米 10 斤或 20 斤，4 ~ 5 小时后磨成浆。

2. 采鲜牡荆茎若干（每斤米约用 50 厘米），剁成 10 厘米左右的木段，每段剖成片；购买好槐花籽（每斤米约买 4 ~ 5 克）。把前述两者置入开水锅中煎煮出金黄色的滚水；备好用布包好的稻草灰，将它浸入金黄色滚水中搅和一阵后取出；将金黄色滚水过滤后即成纯净碱水。

3. 碱水与米浆混合于锅中，熬煮成米糊（叫米冻糊）。

4. 米糊勺舀于陶钵中，置于大锅内，用细火蒸煮 4 ~ 5 小时，取出冷却，即成嫩滑质韧的金黄色米冻。这种特质以宣和地域最佳，故称"宣和米冻"。

由于宣和米冻韧度较强，可配以肉丝与香料煮成汤，也可炒煮成盘装佳肴，既是饮酒的佐菜又是填肚子的主食，很受人们欢迎。如今已不限春节期间及宣和地域，平时在连城城区的街巷中，"宣和米冻"的叫卖声常传入耳中。

阅查《常用中草药手册》可知，牡荆别名五指柑，通称埔姜（宣和土名富麻柴）。落叶灌木，高 2 ~ 4 米。枝叶对生，为掌状复叶，小叶 3 ~ 5 片，每片椭圆披针形，边沿呈浅锯齿，长 6 ~ 8 厘米，宽 2 ~ 3 厘米。夏秋枝梢开淡紫色小花，结棕黑色球果。茎叶有香气。喜生于村边路旁或田野山坡地。根、茎全年可采，叶夏秋采，果（黄京子）秋冬采，可鲜用可干用。根、茎、叶，性温，味甘辛；果实，性温，味苦辛。具有解表化湿、疏风止痛、清暑解郁、理气化痰等作用。主治:(1)流感、感冒、肠炎、痢疾,每用干品 4 ~ 6 钱,鲜叶 1 ~ 2 两,水煎服;肠炎痢疾亦可用果实研粉,每服 0.5 ~ 1 钱。(2)咳嗽、哮喘,用果煎水,研粉或制糖浆内服。(3)皮炎、湿疹、脚癣,用叶煎水外洗。(4)子宫肌瘤、毒蛇咬伤、蜈蚣咬伤,根叶 5 钱至 1 两,果 3 ~ 5 钱,水煎服。

槐花籽又叫白槐,属于槐米这种豆科植物的花蕾,有很好的保健功效,有凉血止血、清热泻火抗毒等作用。

1. 槐花籽,含芸香甙(芦丁),是有增强毛细血管抵抗力的维生素,可增强血管壁弹性,提高毛细血管的韧性。对高血压患者有防止脑血管破裂的功效,可预防中风。

2. 槐花籽能凉血止血,主要用于血热出血的病症,可配合地榆治疗下部出血(便血、尿血、痔血);配合仙鹤草、白茅根治疗上部出血(咯血、衄血)。

3. 槐花籽有抗炎作用,可治肝热目赤,头痛眩晕(用量 4.5 ~ 9 克)。

4. 槐花籽有祛痰止咳作用(它含槲皮素可平喘),又能扩张冠状动脉,增加冠脉血流量。

5. 槐花籽有维生素 P 一样的作用,对脂肪浸润的肝有去脂作用,与谷胱甘肽合用,祛脂效果更明显。

6. 槐花籽有抑制醛糖还原酶的作用,利于糖尿病治疗。

7. 槐花籽有抗病毒作用。浓度在 200ug/ml 时,对水疱性口炎病毒有最大抑制作用。

综上可知,宣和米冻是一种防病保健的理想美食,广受好评。

二、炆狗肉或炆羊肉

在民间,空闲日或连绵阴雨时,常见五六个相好农友聚集剐狗或宰羊,美美地补充营养,既得体力休息又得心情愉悦。

狗肉与羊肉都有腥臊味,其性均属温热。为除腥臊一般必须用姜、蒜、辣椒,亦常添加橘皮、芘菠、当归。因为其性属温热,一般炆狗肉、炆羊肉的聚餐,常在秋冬;若在夏日,即常用药性寒凉的鱼腥草半斤加入炆煮,以达中和平安的食用效果。兹对芘菠与鱼腥草的性味与药用功效加以介绍于下:

芘菠,又叫茴香菖蒲、山奈、砂姜、随手香等,是一种野生如兰丛或菖蒲模样的草本香料。叶与根像菖蒲，但较瘦小柔软，搓碎后飘出浓重的茴香味，故名茴香菖蒲。其性味属温平甘辛，有行气止痛、祛风逐寒、利水解毒作用，用于炆煮狗肉、羊肉、牛肉或蛇肉，可去腥除臊。更有清新茴香味飘入鼻息，沁于舌尖，增添兴致与食欲。笔者在连城百里外域，曾注意寻求茫菠香料，均未果。可能是连城地方特用的香料。近闻贵州、云南少数民族地方也常有用此香料煮食。它生长于潮湿的池塘边、水圳沿或河岸边。也有人引种于房前屋后阴湿地或菜园边角地，可随时采摘或晒干备用。

鱼腥草，又名蕺菜、臭菜，多年生草本，高约 30～40 厘米。茎下部匍匐地表下，节上生须根，整体呈白色，有时略带紫红色；茎上部直立于地面，呈青紫色。叶互生呈阔卵形，叶面深绿，背面紫红，叶柄基部鞘状抱茎。花小，淡黄色，穗状花序顶生，或与叶对生，长约 2 厘米，果似球形。生长于塘边沟边潮湿处，有时也植于房前屋后阴湿地，任意而长。其性味微寒酸辛，清热解毒，泻火利水。可用治疗尿路感染、肾炎水肿、肠炎痢疾、乳腺炎、蜂窝组织炎、中耳炎、肺脓肿。少年时得父亲指教，若遇腹泻、肠胃微痛、消化不良，可摘鲜叶洗净生吃而治，即能见效，令我记忆很深。老年时到湘西少数民族地区小住月余，见苗族农家将鱼腥草当菜，佐以姜蒜与酱油而食，称健康食品。

三、清明包或清明粄

如果说立春时节，万物萌动，草木枝梢开始出现叶芽，那么到清明时节，经过两个月暖暖阳光绵绵细雨的滋润，叶芽就如刚睡醒的幼童，揉着眼睛，伸腰张腿，展开成嫩绿的叶片，在长日照射下，显得格外明丽。人们在这美好的时光中，常出游赏花览景，吸纳大自然的灵气。

清明，当今依中华文化民俗，设为纪念先烈、祭拜祖宗的节假日；古代曾设为纪念介子推，投食于山林的"寒食节"。民间每到清明时节必做清明粄或清明包，供敬于天地及祖宗，即是"寒食节"的遗风。

清明包或清明粄的制作工序：

1. 浸泡籼米若干（10 斤），磨浆入布袋，去水；

2. 把去水后的米浆做成团块，入开水锅煮熟；

3. 采摘清明菜或艾叶草，焯水而熟；

4. 将熟清明菜或熟艾草叶混合于熟米浆团块，舂烂成绿色熟米浆团，并揉搓成圆柱形状，用线割成圆粄即为清明粄，用于敬祖宗；

5. 备好精猪肉（或煎蛋）、菜心（或芋子）、葱头（或少许辣椒、胡椒）等，剁碎混合成馅；

6. 将绿色熟米浆团分成小块，制成圆形包皮，裹入馅，包成半月形的粿，蒸熟出盘，即叫清明包。

清明包或清明粄可谓为大家爱吃的美食，常令人忆起家人围坐制作与分享美味的温馨，寄托着浓浓的乡愁。以下试谈其中的清明菜与艾草叶的保健作用。

清明菜，别名鼠菊草、米曲，城区称黄葵蕾，宣和乡土名为白头婆。一年生草本，高 15～30 厘米。茎直立，基部常分枝，全株有白色绵毛。下部叶片匙形，上部叶片匙形或线形，长约 2～6 厘米。顶生稠密的莲蓬头状黄色花序，有淡淡的香味，喜生于田间及荒郊草地阴湿处。药用全草，清明时节开花，可于春夏间采集，洗净晒干备用。性味甘平，清凉解毒，平喘止咳，补脾去湿。主治感冒咳嗽、支气管炎、哮喘、风湿性腰腿痛。用量为干品 5 钱至 1 两，水煎服。外敷可治蛇咬伤与跌打损伤。

艾草叶，又名艾蒿、五月艾。多年生直立草本，高 50～80 厘米。茎枝灰白色，有短毛及纵条纹，揉后有香气。叶互生，羽状多回深裂，裂片狭小成线状，有粗齿，正面绿色，背面有灰白色小毛，喜生于房前屋后荒地及田埂上。药用叶或全草，夏季采收，切段晒干备用。性味温平微苦辛，气芳香，有逐寒祛湿、调经安胎、止血等作用。主治吐血、衄血、便血，月经不调、崩漏、胎动不安，肠炎痢疾，跌打扭伤，风湿神经痛。每用干品 3～5 钱，水煎服。鲜叶捣烂外敷伤痛处，或全草与它药配方浸酒擦患处治跌打。此外，叶可做成艾炷，用于针灸；全株可用于驱蚊蝇、杀蛆。

四、健身私家酒

糯米酒是客家地区常见的黄色甜酒。连城城乡自古至今几乎家家户户都会酿制。每家常备百十斤或数百斤于陶罐中，用于迎年过节、喜庆待客、自家日常随餐小饮。农民长年累月劳作于水田之中,经常受烈日晒、大雨淋,热气、水气入侵身体,因此一些农家常备十斤二十斤好酒,加入中草药液或将中草药浸泡其中,用于晚间私饮一二杯,期望除湿健身、缓解疲劳。这种健身酒质要求酽浓;若将中草药浸泡其中,一般是用自制的烧酒或购买的高粱酒。

通常用金樱子的根与果实或乌药与山玉桂,煎水加入去糟的酒娘。若用烧酒或高粱酒,一般则选中药五加皮、当归、田七、枸杞、杜仲等。以下对金樱子、乌药、山玉桂加以介绍:

金樱子,别名黄茶瓶、糖罐子。攀缘状灌木,枝条较多,节弯曲,有锐利的钩刺。复叶互生,每叶有对生叶片二三对,加上一片尾叶,则有5～7片小叶,叶背主脉及叶柄有钩刺。花白色瓣五片。果实似花瓶,熟时呈黄红色,拇指头般大小,表面密生小刺,味甘甜可食,故名糖罐子。根暗红色,木质坚硬,喜生于山岗坡地或村边路坎的灌木丛中。药用根及果实,秋冬采果,全年可采根。果,采后去除外刺,剖开去除果仁及毛刺,蒸后晒干;根,洗净切片,晒干备用。性味,酸涩甘平,有收敛固精、涩肠止泻作用。主治遗精、遗尿,小便频数,白带;脾虚泄泻,慢性痢疾;虚体自汗,腰腿痛。每用干根1～2两,果3～5钱,水煎服。鲜果水煎服可治久咳;根磨汁外涂,可治疖肿初起。

乌药,别名台乌、矮樟、香桂樟,朋口宣和地区称鲫鱼柴。灌木或小乔木,高约5米,小枝有毛,木质硬。叶互生,椭圆形或卵形,长3～6厘米,宽1.5～5厘米,革质,正面光亮绿色,背面粉绿色有绢毛,叶柄出三脉于叶片。花小,黄色,腋生。果球形,直径0.5厘米,熟时黑色。根木质膨大如小地瓜,略成串珠状,外面淡紫,内面白色,质硬。喜生于山野坡地灌木丛林中,亦可栽培于园地中。药用根,秋冬采集,洗净,刮去外皮,切片晒干备用。性味辛温,有温中行气、散寒止痛的作用。主治寒性胃痛、胃胀、呕吐;膈肌痉挛;小儿遗尿,小便频数。每用干品2～3钱,水煎服。

山玉桂,别名阴香、土玉桂。常绿乔木,高10多米,树皮灰褐色,有肉桂香气。叶互生,卵形或长椭圆形,长6～10厘米,宽3～5厘米,正面深绿色,光亮,背面粉绿色,叶柄出三脉于叶片。花淡绿色,圆锥花序,顶生。果卵形,熟时紫黑色,喜生于大山深谷密林或疏林中,如今也见公路边、公园内、校园内常引种植。药用皮,全年可采,洗净,阴干备用。性味温辛,气香，有祛风散寒、温中止痛的作用。主治寒性胃痛、胃胀、腹泻，风湿骨痛。每用干品 2 ～ 3 钱，水煎服；或制散，每服 5 ～ 8 分。

笔者不是专业医药人员，但出身农民家庭，对上述美食的制作以及添加的中草药品，常在家乡见闻，以至亲身品尝。我曾于 1970 年在连城新华书店购得广州部队后勤部卫生部编辑的《常用中草药手册》，阅读之余，常对照实物联想少时见闻，加深认识相关草药的性味功能。日前应邀《连城客家民间草药文化》征文，忆起家乡美食中所加中草药，并翻阅《常用中草药手册》内相关草药的性味功能，以及广东中医学院编写的《中医学新编》，认真阅读理解其内"脏腑""病因""治法与方药"等章节，对于药物的五气（寒热温凉平）六味（辛酸甘苦咸淡），以及解表、清热、泻下、和解、消导、祛痰、祛寒、祛风、祛凝（利尿）、理气、止血、活血、润燥、补益、收涩、镇潜、宣窍、驱虫、排托、催吐等医治法有较系统的理解体会，从而撰写此文。但没临床实践，见识有限，不妥之处敬请行家指正。

石菇的食膳

◎ 黄卫平

石菇又名石木耳、岩菇、脐衣、石壁花，因其形似耳，并生长在悬崖峭壁阴湿石缝中而得名。其形体扁平，呈不规则圆形，上面褐色，背面是黑色绒毛；其性甘平，凉寒，味淡，具有养阴润肺、凉血止血、清热解毒、滋阴降火、降压等功效，对于肺病、高血压、心脏病、神经衰弱、心血管硬化等疾病有一定疗效。同时，对癌症也有一定的防治作用；对肺热咳嗽、肺燥干咳、胃肠有热、便秘下血、头晕耳鸣、月经不调、冠心病、高血压等均有良好的食疗效果；对身体虚弱、病后体弱的滋补效果最佳。民间有男子食之益精增髓，女子食后清宫易孕的说法。

一、疗效

1. 凉血止血

石菇中石耳多糖有很强的抗凝血活性，而且性凉，故有凉血止血的作用，对于吐血、衄血、崩漏、肠风下血、痔漏有非常好的疗效。

2. 清热解毒

石菇有清热解毒的作用，能清肺热和泌尿系统的热，可用于膀胱炎、肠炎、痢疾、支气管炎，此外对于淋浊、带下、毒蛇咬伤、烫伤和刀伤都有治疗效果。

3. 降血糖

石耳多糖 33 毫克 / 千克或 100 毫克 / 千克灌胃，能明显降低四氧嘧啶糖尿病小鼠血糖水平，口服石耳多糖后 4 ~ 7 小时降血糖作用最显著；还能减少糖尿病小鼠饮水量。

4. 抗溃疡

石耳多糖以每日 70 毫克 / 千克灌胃，连续 2 天，能明显抑制大鼠应激型溃疡的形成；以每日 165 毫克 / 千克灌胃，连续 12 天，能促进醋酸型胃溃疡的愈合，对胃酸分泌和胃蛋白酶活性无明显影响。

5. 抗辐射、抗炎

小鼠腹腔注射石耳多糖 100 毫克 / 千克，连续 7 天对 60 Co-γ 射线照射有拮抗作用，使小鼠存活率提高 1.56 倍，腹腔注射 60 毫克 / 只，对大鼠由鸡蛋清引起的足跖肿胀有一定的抗炎症作用。

6. 抗癌、抗突变

石菇热水提取物对瑞士小鼠肉瘤 S180 抑制率为 42.5％ ~ 70％，对艾氏腹水癌抑制率为 80％。石耳多糖 200 毫克 /（千克·天），连续 10 天有对抗环磷酰胺所致小鼠骨髓微核率增加的作用。

7. 延缓衰老

石菇可能通过降血浆胆固醇，减少脂质过氧化产物脂褐质的形成，以维护细胞的正常代谢，显示有延缓衰老作用。

二、药膳

1. 取洗净石菇干品 50 克，红眼睛白兔一只（净兔 1000 克左右），适量盐、味精、生姜两片（去腥），砂锅水开小火慢炖。主治肝肾阴虚火旺、耳鸣头昏、心烦易醒。

2. 取石菇干品 50 克（洗净发软），连城白鸭（或放河养老水鸭）一只，砂锅水开小火慢炖。主治干咳无痰、咽干舌燥等肺气阴虚、虚中内热证。

3. 取石菇干品 50 克（洗净），雌鸡 1 只，红枣 5 枚，去芯莲子 50 克，砂锅炖开小火慢炖。主治产后体虚、心烦不寐。

脾胃虚寒之人慎用。

药食两用——桑叶

◎ 邓建辉　童小燕

　　随着科技的进步，人们逐渐发现，桑叶可以治疗某些疾病，最近几年来，更进一步发现，桑叶具有非凡的保健功效，特别是对亚健康的逆转有着不可低估的作用。去年各地出现"桑宴"，就是对桑叶保健功效的进一步肯定。

一、桑叶中医认识

　　桑叶为桑科植物桑的叶，味苦甘性寒，归肺、肝经。有祛风清热，凉血明目功效。治风温发热，头痛，目赤，口渴，肺热咳嗽，风痹，瘾疹，下肢象皮肿。

　　桑叶在古书籍中又称神仙叶，世界最早的药书《神农本草经》记载："桑叶除寒热、出汗。"《本草纲目》："治劳热咳嗽，明目，长发。"《重庆堂随笔》说"桑叶，虽治盗汗，而风湿暑热服之，肺气清肃，即能汗解。息内风而除头痛，止风行肠胃之泄泻，已肝热妄行之崩漏，胎前诸病，由于肝热者尤为要药。"

二、桑叶主要成分及功效

（一）桑叶的有关成分

　　据现代研究，桑叶干物含粗蛋白25%～45%，碳水化合物20%～25%，粗脂肪5%，以及丰富的钾、钙和维生素 C、B1、B2、A 等，还有各种微量元素铜、锌、硼、锰等物质。

（二）桑叶的功效

1.降血糖

2.抗菌

3.降血压

4.降血脂

5.抗氧化、抗衰老

6.缓解更年期综合征

7.美容

8.通便、消肿

三、桑叶保健茶

桑叶味道可口，无副作用，我国古代养生家曾用桑叶代替茶叶做饮料，借以长葆青春。据日本卫生研究所的专家发现，桑叶中含有 17 种氨基酸，还有脂肪，维生素 C、B1、B2 以及叶酸、胡萝卜素、钙、磷、铁、锰、钠等，这些营养成分在初冻霜降后桑叶中含量最高。桑叶茶是维护健康、增强体质的天然保健品，具有促进新陈代谢、血液循环、消除疲劳、减肥等功用。特别适合糖尿病、高血压患者长期饮用。

四、桑叶药膳食疗

随着对桑叶非凡的保健功效的认可，近年一股"桑宴风"正悄悄在食肆涌动，用桑叶、桑枝煲汤、入菜、做点心，厨师们制造出一系列诱人的"绿色食品"。

桑叶味道可口，无副作用，又有丰富的叶绿素，即使煮熟了，也依然能长时间保持青绿，散发清香。桑叶还有一个特性，容易吸取油分，所以师傅们做菜的时候，绝对不能吝啬用油；浸汤、煲汤的时候，必须肉类、鱼类同煮，桑叶、桑枝会自然吸取肉类所带来的油分，即使老火靓汤都不再觉得油腻。

桑叶药膳食谱举例：

（一）主食物

1.桑叶荷叶粥

原料：鲜桑叶 100 克，新鲜荷叶 1 张，粳米 100 克，砂糖适量。

做法：先将鲜桑叶、新鲜荷叶洗净煎汤，取汁去渣，加入粳米（洗净）同煮成粥，兑入砂糖调匀即可。

特点：清淡滋润。

功效：祛风清热、生津止渴、降压清脂、美容减肥。

2. 桑叶红薯粥

原料：鲜桑叶 100 克，红薯，粳米 100 克，砂糖适量。

做法：先将鲜桑叶、红薯洗净，再将红薯切小条，加入粳米（洗净）同煮成粥，兑入砂糖调匀即可。

功效：祛风清热、健脾利湿、降压清脂、美容减肥。

3. 两款绿点心

（1）桑笋鲜肉饺

做法：把桑笋用开水烫开，切碎加上肉馅拌匀，用桑叶打汁加上淀粉，用开水烫到八分熟，包成饺子状，蒸熟就可。

特点：看上去就像水晶饺，咬上一口才能吃出里面大有乾坤，普通的水晶饺哪能有这般清香？

功效：祛风清热、降脂减肥。桑笋即桑叶最嫩的部分。

（2）桑汁拉皮卷

做法：把马蹄粉用开水烫一下，再把桑椹果脯和马蹄粉拌匀，卷成日本寿司那样的卷，在开水中煮熟。

特点：中国款的寿司值得一试，马蹄也是清热解毒的，多吃点不怕胖。

功效：祛风清热、生津明目、降脂减肥、抗癌降压。

4. 桑叶糍

原料：鲜桑叶、糯米粉、绿豆茸。

做法：做法是借鉴日本的樱叶糍，外皮用桑叶糯米粉，内馅用新鲜磨制的绿豆茸，外面再精选一块幼嫩的桑叶包裹，真个由里到外绿个透！

特点：晶莹剔透的小点心，吃起来，桑叶薄软带丝丝纤维，糍皮软韧适中，糍馅则细腻可口。

功效：祛风清热、明目清肝、降脂减肥、抗癌降压。

（二）煎炒类

1. 桑叶煎蛋

原料：鲜桑叶 100 克，鸡蛋 4 个，盐、味精适量。

做法：鲜桑叶洗净切碎，与鸡蛋搅拌均匀，加入调料，用油煎熟即可。

功效：祛风清热、降脂减肥。

2. 云腿麒麟鱼

原料：鱼卷（淡水斑）、金华火腿、桑笋、葱段。

做法：把鱼起肉，切片，金华火腿切成长方块，把桑叶过水，然后把水分吸干。把生鱼片腌一下，把葱段和桑笋一起卷入鱼片，然后蒸5分钟。

特点：桑笋的清新冲去了鱼的腥味，是荤菜素吃的巧妙方法。

功效：祛风清热、健脾益气、降压清脂、美容减肥。

3. 神仙发财卷

原料：桑叶（又称神仙叶、发财叶）、虾胶、蟹柳、红腰豆。

做法：把嫩桑叶用开水泡开，摊开来吸干水分，把蟹柳、虾胶放在桑叶上，卷成一卷，放在蒸笼上蒸12分钟后均匀切成小段。另外选一个彩椒，切去顶部的一段，让它成为一个容器的样子，中间放入鲍汁煮熟的红腰豆。

技巧：发财卷要包得紧，桑叶一定要嫩，否则就不会爽口。

特点：清爽水嫩，发财卷一口咬下去似乎可以咬出桑叶汁来。

功效：祛风清热、明目清肝、降脂减肥、养血美容。

4. 桑菜盐焗鸡

原料：桑茶叶、三黄鸡（2斤左右）、葱段。

做法：桑茶叶是用新鲜的茶叶炒出来的，用开水把桑茶叶泡开，和葱段一起塞进鸡肚子中，用配料把鸡腌半小时，用新鲜桑叶把鸡包起来后，再包一层砂纸，最后在纸上抹上盐，放在焗炉中焗半小时。

特点：打开盐、纸、茶叶三层包装后，扑鼻而来的就是一股浓郁的鸡肉渗入了桑茶叶后的奇特清香，一下子就抓住了你挑剔的胃。

功效：祛风清热、明目清肝、益气养血、降脂减肥。

5. 桑叶焖牛肉卷

原料：桑叶、牛肉、面粉薄皮。

做法：桑叶煮熟，牛肉焖好，在面粉薄皮上铺上桑叶，再夹上两三块的焖牛肉，轻轻卷起来就行了。

功效：祛风清热、明目清肝、益气养血、降脂减肥、抗癌降压。

（三）炖汤类

1. 桑叶桑椹蚌肉汤

原料：鲜蚌肉三两，桑叶五钱，桑椹子五钱，杞子五钱，生姜两片。

做法：将鲜蚌肉洗净、出水，与其他洗净了的材料放入煲内，加水煮半小时即成。

功用：滋阴清热、养肝明目、降压清脂、美容减肥。

蚌肉性味甘咸寒，功能为滋阴清热、养肝明目，含有蛋白质、脂肪、糖类、钙、磷、铁和多种维生素，《本草再新》说它能"治肝热、肾衰"。为清肝明目的食疗，对视物昏蒙、眼部干涩、畏光羞明，伴有心烦易怒、咽干口燥者最为适合。

2. 枸杞叶桑叶蚌肉汤

原料：鲜蚌肉 250 克，枸杞叶 250 克，鲜桑叶 45 克。

做法：把全部材料洗净，先将桑叶、蚌肉放入锅内，加清水适量，武火煮沸后，文火煮 1 小时，加枸杞叶煮片刻，调味供用。

功效：清肝热，养肝阴，明目。

3. 桑叶猪肝汤

原料：鲜桑叶 200 克，猪肝 300 克，枸杞子 10 克。

做法：桑叶洗净，猪肝切片，同枸杞子用清水煲汤，煮约 60 分钟，用食盐调味即可。

特点：汤清鲜。

功效：滋阴清热、养肝明目、降压清脂、美容减肥。

4. 桑叶猪骨汤

原料：鲜桑叶 300 克，猪骨 500 克，蜜枣 3 颗，适量的桂圆肉及枸杞子。

做法：桑叶洗净沥干水分，猪骨洗净备用；瓦煲注入清水，放猪骨与蜜枣用大火同煲至滚，然后放入桑叶煲 1 小时左右，桂圆肉及枸杞子须在汤好前的 15 分钟前放入，见汤浓调味即可。

特点：汤鲜甜、滋润。

功效：滋阴清热、养肝明目、降压清脂、美容减肥。

5. 桑叶茅根白豆煲猪小腿肉

原料：桑叶 30 克，茅根 30 克，黄豆 100 克，猪小腿肉 500 克，生姜 2 ~ 3 片。

做法：桑叶、茅根、黄豆浸泡洗净；猪展肉洗净，切为几大块状。然后与生姜一起放入瓦煲内，加入清水 2500 毫升（约 10 碗水量），武火煲沸后，改为文火煲约两个半小时，调入适量食盐和少许生油便可。此量可供 3 ~ 4 人用，猪肉可捞起拌酱油佐餐用。

功效：清热祛湿、健脾益胃、明目降压。

（四）其他类

1. 桑麻糖

原料：黑芝麻 240 克，桑叶 200 克，蜂蜜适量。

做法：桑叶洗净，烘干，研为细末；黑芝麻捣碎，和蜂蜜煎至浓稠，桑叶末混匀，制成糖块。

用法：每次嚼食 10 克，每日 2 次。

功效：养肝、清热、明目、黑发。

2. 桑叶蜜枣糖水

原料：桑叶、黄豆、蜜枣。

做法：将桑叶洗干净，加黄豆、蜜枣同煲一两个小时。

功效：祛风清热、明目清肝、降脂减肥、抗癌降压。

五、桑叶饲养药膳鸡

近年来人们普遍感到，圈养肉鸡的肉味越来越淡乃至无味了。日本北海道家禽养殖研究所试验出了克服这种缺点的新方法，就是给肉鸡加喂桑叶。试验表明，给出栏前 4 周的肉鸡在饲料中加 3％的桑叶粉，与不加桑叶的肉鸡比，肉质更细，香味更浓，口感特别好。因此在肉鸡饲料中添加 3％桑叶，能大大提高肉鸡的肉香味和品质，同时降低鸡舍的臭气浓度。

六、展望

桑叶清香可口，功效非凡，入菜肴形式多样，随着人们保健意识增强，桑叶将成为药膳中的一颗璀璨明珠。桑树全国各地均有栽培，栽植技术简单，易于推广，因而桑叶来源充足、成本低廉，发展桑叶药膳食疗可行性强、前途广阔。

参考资料：

1. 江苏新医学院编：《中药大辞典》，上海：上海科学技术出版社，1986年。

2. 吴家镜编著：《中华药膳大宝典》，广州：华南理工大学出版社，1996年。

3. 黄泰康主编：《常用中药成分与药理手册》，北京：中国医药科技出版社，1994年。

4. 吴文青、李正军编：《食用本草》，北京：中国医药科技出版社，2003年。

5. 《桑叶茶的制作技术》，中国兴农网。

6. 《春风细雨醉桑宴》，金羊网。

药膳篇

药食两用——蒲公英

◎ 邓建辉　童小燕

蒲公英营养丰富,药食兼用历史非常悠久。现代医学研究表明,它具有"抗病毒、抗感染、抗肿瘤"的三抗作用,引起了国际关注。各国专家研究认为蒲公英是高营养蔬菜,并是药膳食品,吃蒲公英能治疗人体的很多疾病,被专家称为"健康天使"。

一、蒲公英中医认识

蒲公英为菊科多年生草本植物蒲公英及其多种同属植物的带根全草。蒲公英性寒,味甘、苦,归肝、胃经,宜于煎汤内服或捣敷后外用,具有清热解毒、利尿散结的功效。《本草纲目》记载:"蒲公英主治妇人乳痈肿,水煮汁饮及封之立消。解食毒,散滞气,化热毒,消恶肿、结核、疔肿。"《随息居饮食谱》:"清肺,利嗽化痰,散结消痈,养阴凉血,舒筋固齿,通乳益精。"

因此,临床上医生多重用蒲公英为君药治疗急性乳腺炎、腮腺炎、淋巴腺炎、瘰疬、疔毒疮肿、急性结膜炎、咽炎、感冒发烧、急性扁桃体炎、风湿性关节炎、急性支气管炎、胃炎、肝炎、肺炎、胆囊炎、急慢性阑尾炎、泌尿系统感染、骨髓炎、阴道炎、盆腔炎、十二指肠溃疡、痤疮、粉刺、结石症以及多种癌症等数十种病症。

二、蒲公英主要成分及功效

(一)蒲公英的有关成分

现代医学研究表明,蒲公英植物体中含特有的蒲公英醇、蒲公英素以及胆碱、有机酸、菊糖、葡萄糖、维生素、胡萝卜素等多种健康营养的活性成分,同时含有丰富的微量元素,其钙的含量为番石榴的 2.2 倍、刺梨的 3.2 倍,铁的含量为刺梨的 4 倍,更重要的是其中富含具有很强生理活性的硒元素。因此,蒲公英具有十分重要的营养学价值。国家卫生健康委员会已将蒲公英列入药食两用的品种。

鲜嫩蒲公英全草的可食部分约为 84%,而每 100 克可食部分含蛋白质 4.8 克,脂肪 1.1 克,糖类 5.0 克,粗纤维 2.1 克,钙 216.0 毫克,磷 93.0 毫克,铁 10.2 毫克,胡萝卜素 7.35 毫克,维生素 B1 含量 0.03 毫克,维生素 B2 含量 0.39 毫克,维生素 C47.0 毫克,烟酸 1.9 克。蒲公英不仅营养丰富,而且有很高的药用价值。因此,它不是普通的特种蔬菜,而是一种珍贵的食疗佳蔬。

(二)蒲公英的功效

1. 广谱抗菌作用

2. 利胆保肝作用

3. 免疫促进作用

4. 一定的美容作用

三、蒲公英药膳食疗

《本草纲目》有句云:"蒲公英嫩苗可食,生食治感染性疾病尤佳。"由此可见,蒲公英可以炒熟吃,也可做凉拌菜。当然,还可与其他菜肴和佐料配伍,烹调成各种色香味俱佳食疗佳品。

蒲公英药膳食谱举例:

1. 蒲公英金银花粥

原料:金银花 30 克,鲜蒲公英 100 克。

制法:先将金银花拣杂,洗净,放入冷水中浸泡 30 分钟,捞起,切成碎末,备用。将鲜蒲公英(带花蕾者亦可)全草择洗干净,切碎,捣烂成泥状,与金银花碎末同放入砂锅,加清水适量,大火煮沸后,改用小火煎煮成糊状即成。

功效:清热解毒,防癌抗癌。

2. 黄瓜蒲公英粥

原料:黄瓜、大米各 50 克,新鲜蒲公英 30 克。

制法:先将黄瓜洗净切片,蒲公英洗净切碎;大米淘洗先入锅中,加水 1000 毫升,如常法煮粥,待粥熟时,加入黄瓜、蒲公英,再煮片刻,即可食之。

功效:本粥具有清热解暑、利尿消肿之功效,适用于热毒炽盛、咽喉肿痛、风热眼疾、小便短赤等病症。

3.蒲公英马齿苋猪瘦肉粥

原料:猪瘦肉60克,马齿苋30克,蒲公英30克,粳米60克。

制法:(1)将马齿苋、蒲公英洗净;粳米洗净;猪瘦肉洗净,切丝。(2)把全部用料一齐放入锅内,加清水适量,武火煮沸,文火煮成稀粥,调味即可随意食用。

功效:清热解毒,祛湿止泻。

4.萝卜橄榄蒲公英粥

原料:萝卜20克,橄榄10克,蒲公英10克,大米50克。

制法:萝卜、橄榄、蒲公英共捣碎,装入小布袋,加水适量,水煎20分钟后,捞去药包,再加入淘净的大米、温开水适量,共煮成稀粥,一次服完。日服2次。

功效:清肺解毒,消肿利咽。

5.蒲公英大枣粥

原料:蒲公英30克,大枣5枚,薏米50克。

制法:将鲜公英洗净,切细备用。先取大枣、薏米煮粥,待熟时调入蒲公英,再煮至沸服食。

功效:清热解毒,消肿散结。

6.蒲公英蚌肉汤

原料:鲜蚌肉250克,鲜蒲公英100克,枸杞子15克,生姜两片。

做法:将鲜蚌肉洗净、出水,与其他洗净了的材料放入煲内,加水煮半小时即成。

功用:滋阴清热、养肝明目。

7.蒲公英茶

原料:蒲公英20克,蜂蜜15克,甘草3克,绿茶15～20克。

制法:先将蒲公英、甘草、绿茶加水煎煮15分钟,取药汁加入蜂蜜服用,每天一次,分3次服。

功效:清热解毒,解暑养肝。

8. 白茅根蜜饮

原料：鲜白茅根 250 克，鲜蒲公英 150 克，蜂蜜 20 克。

制法：将采挖的鲜白茅根、鲜蒲公英拣杂，洗净，晾干，放入温开水中浸泡片刻，捞出，切碎，捣烂，绞取鲜汁，盛入杯中，调入蜂蜜，拌和均匀即成。

功效：清热解毒，利尿通淋。

9. 凉拌蒲公英

原料：新鲜蒲公英 500 克，熟芝麻粉 20 克。

制法：新鲜蒲公英拣杂，洗净，保留根头部分，入沸水锅中焯透，捞出码齐，切成 3 厘米长的段，放入盘中，匀布熟芝麻粉，加酱油、红糖、精盐、味精各少许，拌匀，淋入麻油即成。佐餐当菜，随意服食，当日吃完。

功效：清热解毒，防癌利胆。

10. 蒲公英拌韭菜

原料：新鲜蒲公英 250 克，韭菜 250 克。

制法：将蒲公英和韭菜洗净、切段，加入食盐、醋、纯姜粉、辣椒面等佐料拌和，生食。

功效：可预防感冒、腹泻，还能增强性功能。

11. 蒲公英黑豆糖

原料：蒲公英 150 克，黑豆 500 克，冰糖 200 克。

制法：将蒲公英 150 克、黑豆 500 克，加水煮熟，弃蒲公英渣，再加冰糖 200 克浓缩成膏，每日吃 100 克。

功效：清热解毒，补血养发。

12. 清心药汁鸭

原料：鸭半只（约 500 克），鲜蒲公英 30 克，郁金 9 克，夏枯草 9 克。

调料：盐适量，生姜 2 片，冰糖 1 颗，麻油数滴。

制法：（1）先将蒲公英、郁金、夏枯草投入砂锅，加清水 3～4 碗，用文火约煲 30 分钟。（2）除去药渣，滤出药汁，待用。（3）将鸭肉斩块，投入砂锅，同时倒入药汁，放入生姜，用文火煲至肉熟烂。（4）加入盐和冰糖调味，食用时再放数滴麻油。

特点：汤辛中带甘，味微涩。

功效：清热解毒，养肝明目。

13. 蒲公英虾肉

原料：虾肉、蒲公英各 25 克，白芍 15 克。

制法：将虾肉、蒲公英、白芍加水同煮。食虾肉，饮汤。

功效：清热解毒，舒肝通络。

14. 蒲公英炖猪肚（或羊肚）

原料：猪肚（或羊肚）1 个，蒲公英 100 克。

制法：蒲公英蒸出汁，取汁去渣，用其汁炖猪肚（或羊肚）烂熟，吃猪肚（或羊肚），饮汤。

功效：健脾和胃，清热止痛。用于急性胃炎、胃脘胀痛不舒、泛恶、呕吐、心烦嗳腐。

15. 蒲公英瘦肉汤

原料：蒲公英 15 克，猪瘦肉 150 克，绍兴酒 l0 克，姜 5 克，葱 10 克，盐 5 克，红枣 5 枚。

制法：（1）把瘦肉洗净，切成 4 厘米见方的块；蒲公英洗净；红枣洗净去核；姜拍松，葱切段。（2）把瘦肉、蒲公英、姜、葱、绍兴酒、盐、红枣同放入炖锅内，加入汤 1000 克，武火烧沸，文火煲 40 分钟即成。

食法：每日 1 次，佐餐或单食均可，每次吃猪肉 30～50 克。

功效：清肺热，止烦渴。

16. 蒲公英莼菜鸡丝汤

原料：鲜蒲公英 60 克，西湖莼菜 1 瓶，鸡脯肉 100 克，清汤 1500 克，鸡蛋 2 个，精盐、味精、料酒、水淀粉各适量。

制法：蒲公英去杂质，洗净切成细丝；鸡脯肉剔去筋皮，放入凉水内泡 30 分钟，捞出切成细丝；莼菜倒入碗内；鸡蛋去黄留清，待用。把鸡丝用清水再洗一次，捞出控干，放入碗内，加入蛋清、盐、水淀粉调匀浆好。将鸡丝抓散，放入开水锅内，用筷子把鸡肉丝拨散，视鸡肉丝变白色捞入碗内，用凉清汤泡上。把蒲公英放入烧开的清汤内烫透熟，捞入汤碗内，将原莼菜汁滗去，莼菜放入汤内烫透，捞入汤碗内，弃汤；鸡肉丝也用滚开的清汤烫透，放入汤碗内。烧开余下的清汤，用料酒、精盐、味精调好味，注入汤碗内即可。

食法：佐餐食用，饮汤食肉。

功效：清热解毒，利水消肿，益气。适用于病毒性肝炎患者。

17.蒲公英泥鳅汤

原料：泥鳅鱼120克，蒲公英30克，金银花30克，生姜4片。

制法：将蒲公英、金银花洗净；生姜去皮，洗净，切片；泥鳅鱼活杀，去肠杂，用开水脱去黏液及血水。把全部用料一齐放入锅内，加清水适量，武火煮沸后，文火煮1～1.5小时，调味即可，随量饮用。

功效：清热解毒，养肝利胆。适用于急性胆道感染者。

18.蒲公英败酱草猪肠汤

原料：鲜蒲公英100克，鲜败酱草50克，猪肠250克。

制法：将蒲公英、金银花去杂质洗净；猪肠用淀粉水洗净。把全部用料一齐放入锅内，加清水适量，武火煮沸后，文火煮1～1.5小时，调味即可，随量饮用。

功效：清热解毒，祛湿止泻。

四、展望

蒲公英清香可口，功效非凡，入菜肴形式多样，随着人们保健意识增强，蒲公英将成为药膳中的一颗璀璨明珠。蒲公英全国各地均有栽培，栽植技术简单，易于推广，因而蒲公英来源充足、成本低廉，发展蒲公英药膳食疗可行性强、前途广阔。

参考资料：

1. 江苏新医学院编：《中药大辞典》，上海：上海科学技术出版社，1986年。

2. 吴家镜编著：《中华药膳大宝典》，广州：华南理工大学出版社，1996年。

3. 黄泰康主编：《常用中药成分与药理手册》，北京：中国医药科技出版社，1994年。

4. 吴文青、李正军编：《食用本草》，北京：中国医药科技出版社，2003年。

5. 张卫明、吴国荣、马世宏、赵伯涛：《蒲公英护肤作用研究》，《中国

药膳篇

野生植物资源》2001 年第 3 期。

6. 凌云、郑俊华:《中药蒲公英的研究进展》,《中国现代应用药学》1998 年第 3 期。

连城民间常见草药的传统药膳

◎ 康升华 整理

小黄花米粄
（周宗胜整理）

原料：小黄花草（鼠曲草，别名清明菜）、米浆、调料。

做法：摘取一定数量的嫩茎小黄花，洗净，用沸水煮熟后捞出锅，放入洗干净的石臼内，用木槌舂烂取出备用。将米浆倒入铁锅里，烧中火，边加热边用木铲搅拌米浆至熟，取出放在簸箕上，取适量已经捣烂的小黄花，与白色的煮熟米浆体反复用力揉搓，至两种食材均匀即可。做小黄花米粄时，取乒乓球大小的米浆体，用双手捏成一张张圆形粄皮（灯盏糕大小），把事先备好的美味馅心包入粄皮中，将粄皮收拢，捏合成半月形的小黄花粄，整齐地排放在竹筐上，满一筐，就可将米粄放到有适量清水的铁锅中，盖好锅盖，旺火蒸 15 ~ 20 分钟左右，香气扑鼻时，即可起锅品尝。

功效：有清热解毒功能。

药膳篇

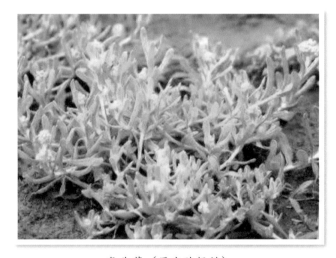

鼠曲草（周宗胜提供）

注：鼠曲草味甘、微酸，性平，具有化痰止咳、祛风除湿、解毒之功效。少用，过食损目。

山药瘦肉粥
（黄瑞铭整理）

原料：山药（取拇指头大小、根须粗黑的老淮山）100克、瘦肉30克、小米（或大米）50～100克，食用油、调料适量。

做法：先将山药切碎，小米洗净备用；锅中倒入少量食用油，油温达七八十摄氏度时，把山药在油锅里轻炒一下，切勿炒焦。加入开水和洗净备用的小米、生姜（晚餐勿加生姜），煮熟起锅前先加入瘦肉，烧开后加入适量的盐即可食用。

功效：主治脾胃虚弱、气血不足、脸色泛白、食欲不振，适用于脾胃虚弱、食欲不振者，老幼皆可长期连续食用。

野雪薯炆牛肉
（周宗胜整理）

原料：野雪薯（淮山）、牛肉、调料。

做法：把牛肉经沸水锅捞滤后，切成厚3厘米左右、长5厘米左右的长块状，再将野雪薯刮皮洗净，切成块状，规格与牛肉块近同。先将牛肉投入

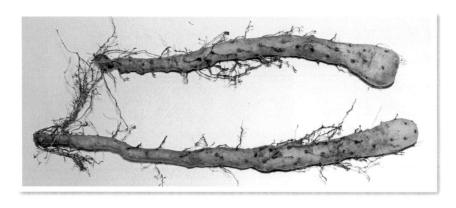

野雪薯（周宗胜摄）

注：淮山性平，味甘，有补脾、养肺、固肾、益精的功效。感冒、大便燥结者及肠胃积滞者忌用。

陶罐或炖锅加盖，炆煮半个小时后，投入野雪薯块和适量的荜拨、橘皮、姜片、党参、枸杞等配料，用慢火再炆约 1 小时，香气扑鼻时，起锅加入少许糯米酒即可食用。

功效：壮脾补肾。

苦斋猪肠汤
(周宗胜整理)

原料：苦斋菜（又名败酱草）、猪大肠头（直肠）、调料。

做法：上山采来新鲜苦斋菜（干的亦可）适量，洗涤干净，配上猪大肠头（直肠）半斤至一斤，待锅内水沸时，将两者放入盆内，蒸炖40 分钟以上，佐以盐巴和少许味精。

功效：苦斋清热解毒，对于肠胃病热引起的大便秘结富有疗效。

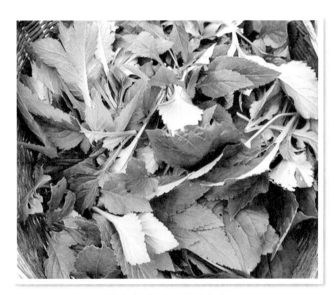

鲜苦斋菜（周宗胜摄）

注：苦斋辛、苦，微寒，具有清热解毒的功效。脾胃虚弱者及孕妇慎服。

药膳篇

鲜苦斋牛肉汤
(李治权整理)

原料：新鲜苦斋叶 200 克、细牛肉 200 克、香菇（水发）50 克、白豆腐两大块、大骨汤，调料适量。

做法：牛肉切小块，拌以姜汁、生油、酱油、盐、味精、地瓜粉搓揉。

锅下猪蹄骨汤、白豆腐（切长方块）稍煮，再将牛肉、香菇、苦斋叶、盐、味精依次入锅，稍搅，起锅，淋上米黄酒、香麻油即可。

功效：清热解毒。

鱼腥草蒸鸡
（李治权整理）

原料：鲜嫩鱼腥草 200 克、嫩母鸡 1 只（重约 1500 克）、调料适量。

做法：将嫩母鸡宰杀干净，除去内脏，砍去脚爪，清水洗净，放入沸水锅内焯一下，捞出，再用冷水洗净血污，晾干，待用。把鱼腥草择去杂质，用清水洗净，切成小段，待用。用大汤碗，放入全鸡，上笼蒸至熟透取出，再加入鱼腥草，点入味精，继续上笼蒸 10 ~ 15 分钟，即可出笼食用。

功效：消炎解毒，温中益气，适用于肺脓疡、虚劳瘦弱、水肿脱肛等，作为患者的辅助食疗，疗效佳。

鱼腥草烧猪肺
（李治权整理）

原料：猪肺 250 克、鲜鱼腥草 100 克、调料适量。

做法：将猪肺用清水多次洗净，放入沸水锅内焯一下，捞出，切成小块，再用清水洗去血，反复清洗、晾干，待用。把鱼腥草择去杂质，清水洗净，切成小段，待用。将炒锅刷洗干净，置于火上，下化猪油，烧至七成熟，倒入猪肺煸炒至干，烹入料酒、酱油、迅速煸炒几下，放入葱段、姜片、精盐和适量水，用文火煮至猪肺熟透，再加入白糖，烹入料酒，继续煮 10 ~ 15 分钟，投入鱼腥草烧至入味，点入味精，即可出锅食用。

功效：具有消炎解毒、滋阴润肺的功效，适用于治疗肺炎、肺虚咳嗽咯血及肺痿等病症。

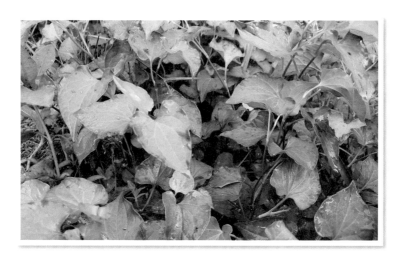

鱼腥草（李治权摄）

注：鱼腥草辛、寒，可以起到清热解毒、利尿通淋、消炎的作用。寒性体质和脾胃虚寒的人群不适合服用鱼腥草。

椒盐养心草
（李治权整理）

原料：养心草200克、鸡蛋清50克，花生油、调料适量。

做法：将养心草去蒂洗净，沥干水分，将吉士粉、生粉、香炸粉、蛋清、水调成糊状，并入调味。锅置火上下油，油温达八成热时，将养心草挂糊，入锅炸至金黄色，起锅并撒上椒盐即可。

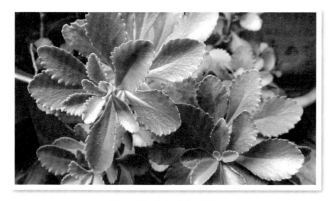

养心草（李治权摄）

功效：益心补脑，活血通络。

注：养心草性平，味甘、淡、微酸，具有养心、平肝宁心、滋阴养血、活血止血之功效。脾胃虚寒或皮肤非常容易过敏的病人不能吃。

菊花脑炒肉片
（李治权整理）

原料：菊花脑嫩茎叶 150 克、猪肉 150 克、调料适量。

做法：将菊花脑去杂洗净，入清水中浸泡 1 小时，捞出控净水。猪肉上味、上浆。在四成热的油锅中滑熟，控净油。炒锅留底油，加热，投入葱、姜末煸出香味，再投入猪肉片和菊花脑，加入料酒、精盐、味精、胡椒粉、高汤，翻炒均匀，出锅装盘即成。

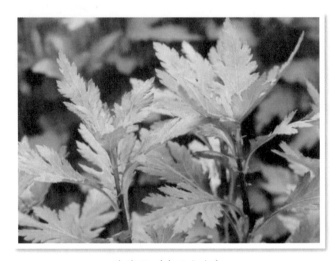

菊花脑（李治权摄）

功效：具有清热解毒、滋阴润燥的功效，适用于瘦弱、干咳、咽喉肿痛、目赤、营养不良、便秘等病症。

注：菊花脑其茎、叶性凉，味苦、辛，具有清热解毒、调中开胃、降低血压之功效。不宜与胡萝卜、柿子、芥末同吃，一般痛经的女性不吃，孕期少吃。

马齿苋拌火腿丝
（李治权整理）

原料：鲜嫩马齿苋 400 克、火腿丝 100 克、调料适量。

做法：将马齿苋去根及老茎，洗净后下沸水锅焯透捞出，用清水多次洗净黏液。切段和火腿丝放入盘中，配料放在主料的上面，吃时拌匀即可。

功效：可治虚劳浮肿，脾虚食少。经常食用能增加表皮中黑色素的密度及黑色素细胞内酪氨酸酶的活性。

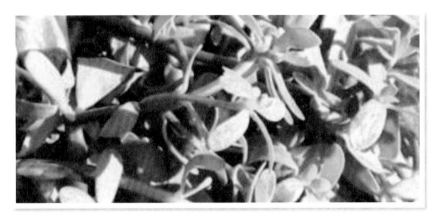

马齿苋（罗小林提供）

注：马齿苋性寒，味酸，有清热利湿、解毒消肿的作用。虚寒体质的人群不建议食用。

鸡肉花炖猪肉
（李治权整理）

原料：鲜鸡肉花（木槿花）100克、猪肉250克、调料适量。

做法：把猪肉清洗干净，切成小块，放入碗内待用。把砂锅刷洗干净，加水适量，先用大火煮沸，放入猪肉，改用文火熬煮30分钟，加入料酒、精盐、酱油、葱段、菊花、生姜末，转为用小火炖至肉熟，投入鸡肉花炖至入味，点入味精，起锅装碗。

功效：清利湿热，补中益气，养阴止血。

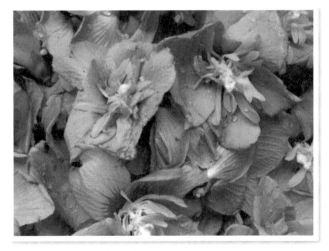

鸡肉花（罗小林提供）

注：鸡肉花微香，味甘，有凉血止血、清热燥湿的功效。花粉过敏的朋友切勿食用。

益母草煎蛋

原料：益母草一小把、鸡蛋两枚、油少许、盐适量。

做法：新鲜的益母草摘掉根部，留下嫩叶，冲洗几遍。准备鸡蛋两枚，把蛋液搅散打匀。益母草切碎后放入蛋液中，加少许食盐。平底锅烧热，抹少许油，倒入蛋液。小火烙至两面金黄即可。

功效：活血调经，利尿消肿。

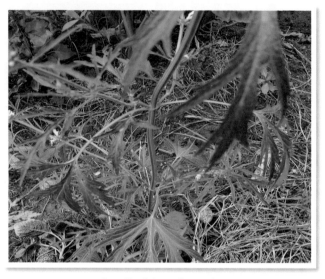

益母草（林百坤提供）

注：益母草性微寒，味苦、辛，有活血调经、利尿消肿、清热解毒的作用。孕妇慎用。

辣薯涮酒
(林小凤整理)

原料：辣薯一把、客家米酒若干斤（视人数和酒量定，基本人均一斤）、家兔（也可以用鲫鱼、九门头等）一只、目鱼一只，食盐、味精、葱、姜适量。

做法：以兔子涮酒为例。先将去毛兔子洗净切成小块，用淀粉抓匀备用，兔肝、兔肚洗净备用；目鱼一只切细备用，葱姜加食盐用小石臼杵烂备用。

先把酒和目鱼一起煮到八成熟，然后下兔肉兔肝兔肚，待滚起来后再下辣薯，待再滚两下可用漏勺舀出兔肉装盘，捡去辣薯，然后淋上猪油、味精和杵好的葱姜即可食用。

功效：有滋阴祛湿功用，特别是秋天心火燥热不好睡时，吃上一碗保准那晚睡得香。

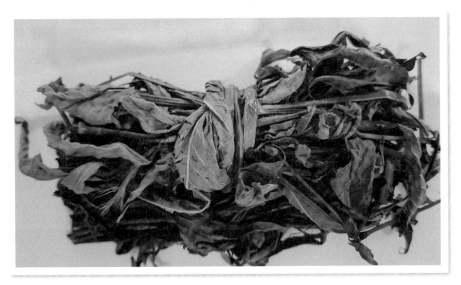

辣薯（罗小林提供）

注：辣薯性平，味辛，有消肿解毒、利尿、止痢的功效。食用过多有毒，发心痛。

牛肉涮酒

原料：牛肉、辣薯、茵陈、香藤根。

做法：先把这些药料和米酒一起放在大酒壶里涮，到药味涮出后，再把切好的牛肉放进壶里，稍涮一阵，即让酒壶离火。在桌上把药渣去掉，把牛肉捞出放在配好盐酒的碗头里。

功效：祛湿热，壮脚力。

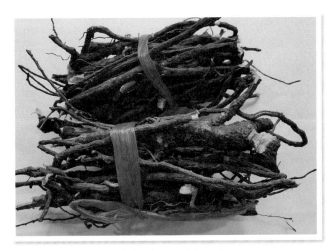

香藤根（罗小林提供）

注：香藤根（阿利藤）性温，味辛苦，有小毒，具有祛风利湿、活血通洛之功效。阴虚发热、肠胃伏热及妇人怀孕者禁用，忌与牛奶仔、穿山龙同用。

猪肝、小肠涮酒
(周宗胜整理)

原料：香藤根、猪肝、猪腰、瘦肉、小肠。

做法：取晒干的香藤根适量，洗净后切段（两三厘米长），将其放进已备米酒（水酒）的酒壶或铝锅内，将酒壶或铝锅放入铁锅沸水中，烧旺火，煮至壶内酒沸，煮出药根香味后，便可将事先切好的猪肝、猪腰、瘦肉、小肠投入药酒中，再沸10分钟左右，香气扑鼻时，就可起锅品尝。

功效：去淤活血，通筋活络，益身补体。

九门头涮酒
(杨彬芳整理)

原料：新鲜牛肝头（俗名牛鸡肝头）、牛腰子（肾）、牛舌黄、牛心冠、牛肚尖各200克，百叶肚、蜂肚头、草肚壁各250克，牛睾丸（或牛奶房）200克等9种肉，中成药以水蓼（辣薯）为主，配千里奇、威灵仙、牛奶子根、玉竹、沙参各10克，用糯米酿造的纯米黄酒1500克，姜泥20克，白糖40克，花生油50克，地瓜粉及调味料各适量。

做法：将上述牛内脏洗净，把牛肝、牛肾、睾丸（或奶房）的外包白膜剥掉，百叶肚、草肚壁、牛舌黄、蜂肚的表层黑膜去净，然后切片或块，牛肝、牛肾水

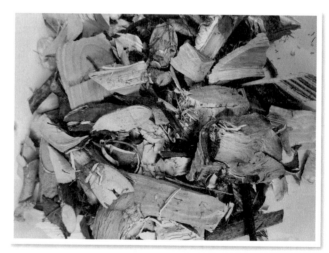

牛奶子根（罗小林提供）

注：牛奶子根味微辛、甘，具有活血行气、舒筋通络的功效。脾胃功能不全的人慎食。

泡后沥干，掺些地瓜粉；中草药放入锅（铁锅）中，下清水1000克，待药味出后，置于大的锡酒壶中，隔水炖沸后，下米黄酒，滚沸后，依次将牛肝、牛肾、肚尖、舌黄、牛心冠、睾丸（或牛奶房）、草肚壁、蜂肚、百叶头投入壶中，待药酒汤稍沸，即捞起，挟去药料，酒汤下盐、糖、味精；把锅洗净，下油料，半沸后，入姜泥、葱白、盐、味精，沥些酒汤，起锅做调料。肉蘸调料，汤配肉吃。

功效：降肝火、健脾胃、祛风湿、补肾气。

牛奶仔根老番鸭汤

原料：净番鸭500克、牛奶仔根20克、调料适量。

做法：净番鸭斩成块状，用开水烫去血水，洗净。牛奶仔根洗净放入汤碗中，用鸭肉盖住，加入山泉水蒸60分钟，夹去牛奶仔根，饮汤食肉。

功效：具有祛风、健脾、消湿作用。

老白鸭母茅根汤

原料：老白鸭母、鲜茅根、调料。

做法：以不再生蛋或生蛋已很少的老白鸭嬷与鲜茅根为原料，盐巴、味精、生姜、胡椒为配料。将老白鸭母宰杀干净后，开腹取出内脏，滴干血水，切成小块，连同干茅根一起投入盆内，加入适量清水，放进锅内清炖一小时以

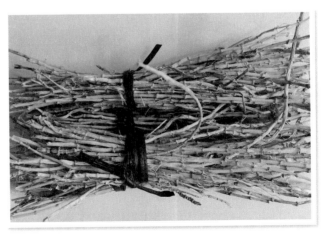

茅根（罗小林提供）

注：茅根性寒，味甘，具有凉血止血、清热利尿的功效。脾胃虚寒，溲多不渴者忌服。

上，直到肉烂香气为止，调入盐巴、味精，便可食用。

功效：有清热、解毒滋阴、降火、止鼻血等功效。

洋泡勒根（茅莓）龙骨汤

原料：洋泡勒根 20 克、龙骨 500 克、调料适量。

做法：将切好的龙骨用开水烫出血水洗净，洋泡勒根用凉水洗净后放入汤碗中。将骨头盖于上面，加入山泉水蒸 60 分钟即可。

功效：具有利尿排石、壮腰补肾的功能。

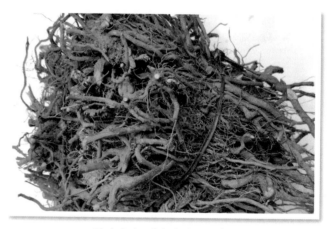

洋泡勒根（谢晓华提供）

注：洋泡勒根（茅莓）性凉，味苦、涩，具有清热解毒、祛风利湿、活血凉血的功效。孕妇慎服。

薅田藨根（茅莓）黑豆排骨汤
（林小凤整理）

原料：排骨一根、薅田藨根一小抓、黑豆一把。

做法：先将排骨焯水，后洗净薅田藨根、黑豆加入水蒸。电高压锅蒸 10 分钟后，电磁炉蒸 40 分钟即可。

功效：清热解毒，活血消肿。

倒吊黄花根兔肉汤
（杨彬芳整理）

原料：兔肉 500 克、倒吊黄花根 10 克、调料适量。

做法：将倒吊黄花根洗净备用，将兔肉斩成块状，将倒吊黄花根与兔肉放入盆中；加入适量的清水和食盐，并隔水蒸煮30分钟左右。调味起锅，一款食疗作用显著的美味就呈现在面前了。

功效：对于女性可调理月经和产后虚弱，对于男性有滋补强壮、散瘀消肿的作用，且对于胃炎、肝炎都有一定的食疗功效。

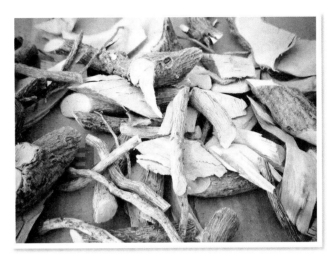

倒吊黄花根（杨彬芳摄）

注：倒吊黄花根性平，味甘、微苦，有补益、强壮、祛湿、散瘀之功能。孕妇忌服。

山稔子塘虱鱼汤
（杨彬芳整理）

原料：鲶鱼700克、山稔子60克、调料适量。

做法：将鲜山稔子、塘虱鱼加清水3碗煲至1碗，入油、盐调味，即可饮汤食鱼。

功效：补肾固精，适用于肾虚、精关不固之遗精、滑泄症。

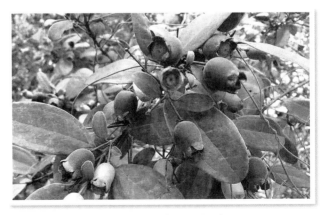

山稔子果实（杨彬芳摄）

注：山稔子性平，味甘、涩，有养血止血、涩肠固精的功效，其果补血滋养安胎。大便秘结者忌服。

石橄榄汤
（杨垣生整理）

原料：石橄榄、家禽、肉类、调料。

做法：

1. 用鲜品50克（干品20克）与排骨或瘦肉煲汤，治咽喉肿痛、久咳不愈等。

2. 用鲜品50克（干品20克），加莲子、枸杞各25克与排骨或瘦肉煲汤，有滋阴补肾作用。

3. 用鲜品50克（干品20克）与阉鸡蒸汤，治风湿骨痛。

4. 用鲜品50克（干品20克）与白鹜鸭蒸汤，治小儿疳积，养阴利湿，保健美容。

5. 用鲜品50克（干品20克）与猪肚煲汤，有养胃消食作用。

功效：保健、美容，是四季皆宜的药膳，对许多疾病都有预防或缓解的作用。

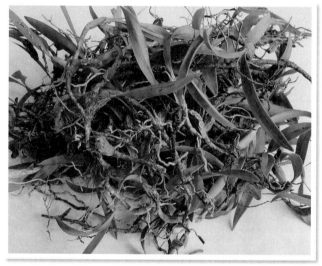

石橄榄（罗小林提供）

注：石橄榄性凉，味甘、淡，具有养阴、清肺、止咳、化痰等功效。脾胃虚寒者、孕妇、经期内的女性不宜服用。

白花地胆草排骨汤
（杨垣生整理）

原料：白花地胆草、排骨或猪脚、调料。

做法：白花地胆草干品30克与排骨蒸汤，或与猪脚煲汤。

功效：对咽喉炎、脚气水肿、肝炎有较好的辅助治疗功效。

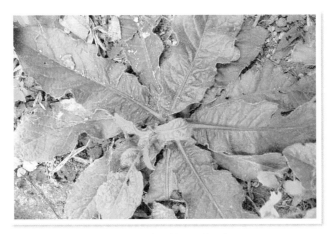

白花地胆草（杨彬芳摄）

注：白花地胆草性凉，味苦、辛，有清热解毒、凉血利水的功效。孕妇慎服。

山苍子根汤
（周宗胜整理）

原料：山苍子根、肉类如鸡、猪龙骨、猪肚、调料。

做法：取50～100克山苍子根洗净后，跟肉类如鸡、猪龙骨、猪肚一起煲两小时，即可全家食用。

功效：祛风散寒、温中理气。

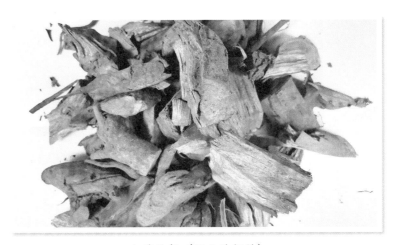

山苍子根（罗小林提供）

注：山苍子根性温，味辛、微苦，具有祛风散寒除湿、温中理气止痛之功效。不可过量服用，否则会导致中毒。

山苍子炖猪蹄

原料：山苍子根、猪蹄、调料。

做法：取几小段山苍子根洗净后放到猪蹄等肉类食品中，并加水炖熟，加少许盐即可。

功效：具暖胃效果。

六月雪蒸兔
（邹善水、谢贤春整理）

原料：六月雪（满天星）干根 100 克、黄兔肉 750 克、调料适量。

做法：取野生六月雪干根 100 克，杀净的黄兔肉 750 克，蒸前先将黄兔肉剁成方寸小块汆去血水，与六月雪干根同置陶制容器内，放入 1000 克清水。然后置锅内隔水大火蒸约 60 分钟即可。起锅后，只需加少许盐和黄酒，无须加味精。

功效：舒筋活络，清热解毒。

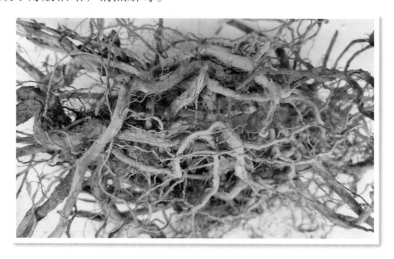

六月雪根（罗小林提供）

注：六月雪性凉，味淡、微辛，有舒肝解郁、清热利湿、消肿拔毒、止咳化痰的功效。不可与茶、红酒等共食。孕妇忌服。

鸭掌草煲鸭肉汤

原料：鸭掌草、鸭肉、食盐。

做法：将鸭掌草洗净置入盆中；鸭肉斩成块状，放入盆中，加入清水，并放入少许食盐。蒸煮约30分钟后，调味即可以起锅。

功效：养肝护肝，消脂健脾。

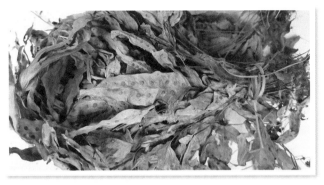

鸭掌草（罗小林提供）

注：鸭掌草性凉，味甘苦、微辛，具有养肝护肝、清凉解毒、清热除湿、凉血止血、败毒抗癌的作用。不建议孕妇食用，也不建议过敏体质的人群食用。

艾秆蒸鲫鱼汤

原料：艾秆适量、鲫鱼1条。

做法：艾秆洗净、晾干，鲫鱼杀干净，与艾秆同炖，熟即可。

功效：祛寒除湿温补。

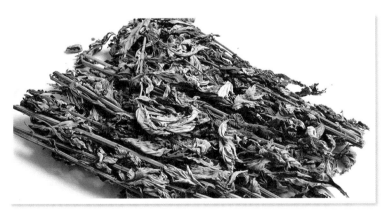

艾秆（邹善水提供）

注：艾草性温，味辛、苦，有散寒止痛、温经止血的功效。阴虚血热者慎食之。

灵芝大骨（排骨）汤

原料：大骨（或排骨）100 克、灵芝 30 克、调料适量。

做法：将大骨（或排骨）斩成小段用开水烫去血水洗净，灵芝洗净放入汤碗中。盖上大骨（或排骨），加入山泉水，隔水蒸 60 分钟，调味即可。

功效：具有抗癌排毒、提高免疫力之功效。

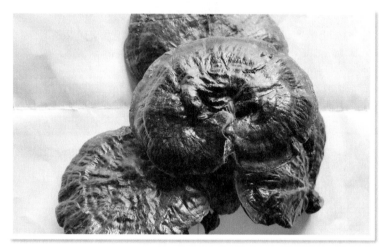

灵芝（罗小林提供）

注：灵芝性平，味甘，具有补气安神、止咳平喘的功效。实证及外感初起者忌用。罹患出血性疾病及有出血倾向者、过敏体质者慎用。

金线莲煲汤

原料：金线莲适量、排骨（或肉、兔、家禽）。

做法：金线莲与排骨（或肉、家禽）一起煲。

功效：具有养生保健作用。女性常食用金线莲煲汤，能排毒养颜抗衰老，调节内分泌，调和气血，生津养颜。

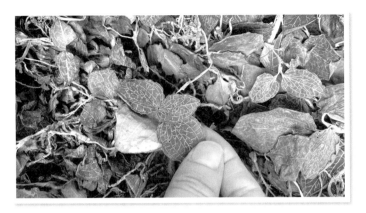

金线莲（罗小林提供）

注：金线莲性平、味甘，有清热凉血、祛风利湿、强心利尿、固肾平肝的功效。脾胃虚寒、久泻、大便溏泄者禁用。

铁皮石斛煲汤

原料：鲜铁皮石斛、鸡（或鸭、骨、鱼）。

做法：将鲜铁皮石斛洗净去衣切碎或敲扁后一同煲鸡、煲鸭、煲骨、煲鱼。

功效：强身健体。

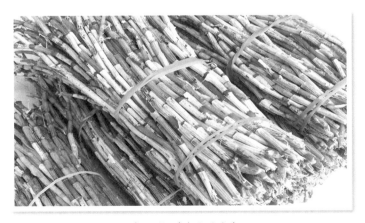

铁皮石斛（黄广焱摄）

注：铁皮石斛性微寒，味甘，能滋阴清热、润肺益肾、明目强腰，故最宜虚而有热者。凡虚而无火或实热症、舌苔厚腻、腹胀者均忌服。

眼镜草蒸猪小肠（瘦肉）汤

原料：眼镜草（半枝莲）、猪小肠、调料。

做法：干眼镜草洗净晾干，猪小肠洗净，切成5厘米长并打结，一起放在锅内炖，至小肠熟透，加盐即食。

功效：清热解毒。

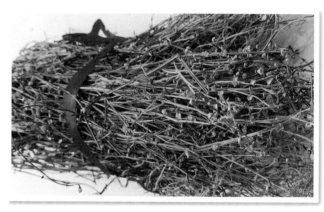

眼镜草（罗小林提供）

注：眼镜草性平，味辛、微苦，有清热解毒、化瘀利尿的功效。血虚者不宜食，孕妇慎服。

金樱子泡酒
（杨汀荣整理）

原料：金樱子、高度白酒、白糖。

做法：挑选果大、饱满、颜色暗红、成熟度好、无虫害的果实，挑好后用清水清洗干净沥干水分，然后把表皮的刺和毛去除；选择玻璃器皿或者是陶制的器皿，让金樱子酒更加浓郁醇香。泡酒前首先把器皿清洗干净，并沥干水分，然后把事先准备好的果实装入容器中，然后加入高度白酒或是

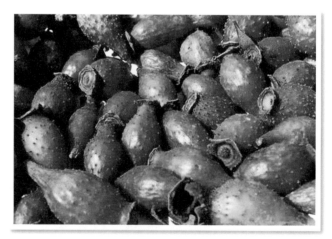

金樱子果（杨汀荣摄）

注：金樱子性平，味酸、甘、涩，具有固精缩尿、固崩止带、涩肠止泻之功效。实火人群、邪热人群、脾胃虚寒人群禁服。

纯粮米酒，以及白糖少许，酒中加糖主要是用来发酵，更有利于发挥金樱子酒的价值；把金樱子等东西都放好后，将器皿密封好，找一个干燥阴凉的地方保存起来。一般浸泡两个月左右就可以喝了，但是泡的时间越长越好。

功效：具有降脂、抗菌、补肾固精的作用，特别是对防暑、止泻有奇特功效，是一种优质保健的野生果酒。

山稔子泡酒
（杨彬芳整理）

原料：山稔子、客家米酒。

做法：先把山上采摘的成熟山稔果洗干净，晾干或晒干，再取适量客家米酒浸泡。山稔酒浸泡时因人而异，可选用低度或高度客家米酒，也可放些蜂蜜或冰糖增加风味。

功效：山稔子有滋阴益肾、保健养生的奇特功效，对脾、肾、肝的药效不错；早晚各饮一杯山稔酒，对治疗贫血也有良效。

杨梅泡酒

原料：新鲜杨梅、冰糖、粮食酿造的白酒。

做法：把收拾干净的杨梅放入水中，加入一大勺食盐，微微搅动直到食盐划开，浸泡30分钟，以便更好地杀菌杀虫。用清水反复冲洗，然后晾干。把晾干后的杨梅直接放入酒中，再放入冰糖。建议按一层

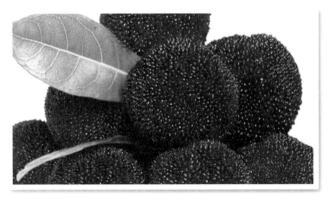

杨梅（周宗胜摄）

注：杨梅性平、无毒，有生津止渴、健脾开胃、解毒祛寒之功效。阴虚血热、火旺或有牙病者、糖尿病人忌食杨梅。杨梅忌与生葱同食。

杨梅一层冰糖的顺序码放。白酒淹住杨梅一两厘米，加盖密封后置入阴凉处，静放 15 天左右，颜色变成酒红色时即可饮用。

功效：调节肠胃、养颜美容。

桑葚泡酒

原料：桑葚、白酒、冰糖（白糖）。

做法：将桑葚去杂洗净，用家用搅拌机将桑葚搅碎或捣烂。放入盛酒的大瓶内，或按 1 斤桑葚配 100 克糖的比例放入白糖，摇晃匀后用多层纱布密封瓶口，5 ~ 7 日后即可饮用。

功效：补益肝肾，补血美容。

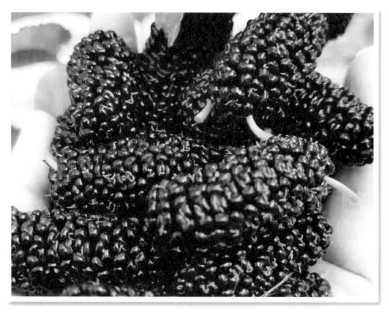

桑葚（黄广焱摄）

注：桑葚性寒，味甘、酸，有补血滋阴、生津润燥的功效。脾胃虚寒、便溏者不建议吃。

鸡爪梨泡酒

原料：鸡爪梨、烧酒。

做法：把准备好的鸡爪梨洗净以后控干水分，然后再把它切成块状放到准备好的泡酒坛中，加入准备好的烧酒密封浸泡，鸡爪梨与酒的比例应该在一比一左右。十天以后鸡爪梨酒就能泡好，取出以后过滤得到的果酒能直接饮用。

功效：祛风除湿，消炎杀菌。

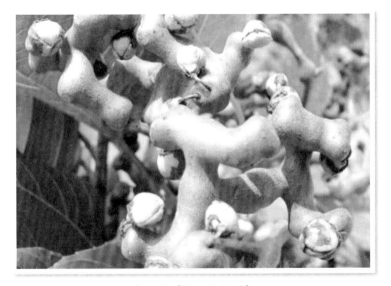

鸡爪梨（罗小林提供）

注：鸡爪梨性平，味甘酸，能止渴除烦、消湿热、解酒毒、利小便。
　　脾胃虚寒者禁用。

药话篇

不识药事也关心

◎ 罗小林

从小到大，亲身体验了不少草药治病的事例，也耳闻目睹了一些有关草药的珍闻趣事，及至参与编写《连城客家民间草药文化》一书，视野宽了，见识也跟着增长，让我这个不识药事者也多了一个关心的话题。

说到药话，话题很多。

最振奋人心的话题当属屠呦呦获诺贝尔奖。

2015 年 10 月 5 日，中国女科学家屠呦呦获得了这一年的诺贝尔生理学或医学奖。让她获得这一殊荣的是一种叫作"青蒿素"的东西。屠呦呦成功提取的青蒿素，挽救了世界上数以百万计的疟疾患者。

"青蒿治疟"是中国人告别疟疾之患的古方，屠呦呦正是从古老的药方里得到启迪的。东晋时期葛洪著的《肘后备急方》里有一条记载："青蒿一握，以水二升渍，绞取汁，尽服之。"这短短的十五个字如醍醐灌顶，点醒了一直在黑暗中痛苦摸索的屠呦呦。她当机立断，放弃了此前一直坚持的高温煎煮方法，改用低沸点的乙醚提取。因为，葛洪治疟用的是青蒿鲜汁。屠呦呦终于成功提取出对疟原虫抑制率达到 100% 的青蒿素，也因此获得诺贝尔奖。

最诗意的话题是《诗经》中记载的草药。

说来也巧，屠呦呦的姓名就与《诗经》有关，父亲给她取名源于《诗经·小雅》第一篇"鹿鸣"篇。"呦呦鹿鸣，食野之蒿"，意为鹿在觅食蒿草，她的父亲没想到，爱女的职业真是与植物天然药草有关，而且凭借"青蒿素"获得诺贝尔奖。

《诗经》是中国第一部诗歌总集，是中华传统文化的精华。全集 305 篇中，有 144 篇涉及植物，是我国现存文献中最早记载具体药用植物的书籍。

"蒹葭苍苍，白露为霜。所谓伊人，在水一方。"《诗经·国风·秦风·蒹葭》

一篇，作为歌曲《在水一方》的歌词，曾风靡大江南北。而《诗经》里的"蒹葭"就是芦苇，是我们治病防病中经常使用的中草药。

"桃之夭夭，灼灼其华。之子于归，宜其室家。"也是《诗经》中普及率相当高的名句。诗人用春天桃花的艳丽娇美来形容少女的美好年华，而桃的花以及花开后结的果实却是药。其花、果、果仁都有药用价值。

最暖心的话题就是端午佩戴香囊。

每到端午节，母亲就会把缝制好的香囊分发给我们兄弟姐妹，形状有公鸡、有五星，还有很好闻的香味。那天家里会煮一锅药把水，锅里顺便煮几个鸭蛋，一家人都要用药把水洗澡。长大才知道，煮水的药把里有艾草、香蒲等草药，香囊里面也是装着草药，是可以祛病强身的。那一天，兄弟姐妹们洗完澡，换上干净清爽的衣服，戴着有好闻香味的香囊，一边吃着母亲煮好的蛋，一边聊着高兴的事，想起就特暖心。

在客家连城，虽然没有夺人眼目、引发轰动的药话，但我们有遍布城乡的草药资源，有家喻户晓的用药知识，有药食同源的日常习惯，有草药草医的保护传承……所有这些，也是值得好好话一通的。

先说草药资源，且不说草药品种的多少，从草药摊的数量就可以看出资源的丰富。在连城城关，常年在卖草药的店铺至少有6家，到了圩期，卖草药的摊点达20多家，乡镇亦是如此，每到圩天，药农们车载肩挑到集市，叫卖着自己采集的草药，购买者云集。

至于用药知识，说是家喻户晓，一点也不夸张。医者不需多说，大众亦懂得一些常见病的治疗方法。肠胃不好闹肚子，摘一把路边的鱼腥草，嚼碎吞下，问题便得到解决；遇上感冒，煮一碗放有葱花和生姜片的粉干，趁热吃下，出一身汗，便浑身轻松；喉咙疼痛，吞咽困难，煎一把毛里金清的水服用，第二天就可见效……

应用最广泛的属食用了，这已成为连城人的日常习惯，野菜一出，嫩叶就上了餐桌，不仅可口，还能养生；红根子、牛奶子根、倒吊黄花根等草头树根，配上家禽家畜的肉或骨头一起熬汤，一年四季换着喝，营养又健身。

对药用植物，连城人不仅在采集时不乱采滥挖，注意资源保护，政府还鼓励和引导民间大力种植药材，既促进经济发展，又补充了药用资源。

一批民间医生依然在发挥着作用。当年通过不同途径培训的人，经过多年的临床实践与学习，对本地草药的性味功效有了更多的认识，总结出的单方验方的应用，不仅服务于当地民众，还吸引着周边的病患慕名前来寻医问药。

最可喜的是，有一批坚守者在不断地挖掘素材和总结经验，给我们留下了宝贵的财富，以实际行动传承着草药文化。这其中，还有人赋诗作文，给草药赋予了新的灵性。这里有医生，有药材经营者，还有普通民众。

凭借这样的坚守与传承，千年古县才在不断丰富着多彩的药物话题，演绎出可圈可点的医话药事，这是值得我们骄傲和自豪的。

药话篇

却病养生 旧事新篇

◎ 江 东　江道镕

却病养生用草药，这是连城民间常用的办法，也是父亲江道镕用心钻研并致力传播的事。

父亲乐观通达，喜欢帮助人，每每有点收获，总想与人交流，共同分享，这也是他在很多方面都小有成就的必然原因。父亲当年是小学老师，从城区到一个小山村教书。在这个小山村，父亲被尊称为"先生"，村民朴实，大事小情都喜欢找"先生"帮忙拿主意，父亲也乐于此事，充分享受被人尊重的满足。

因为是文化人，村民有了病痛，也找他看，父亲不忍拒绝，总想满足人家的要求，凭着仅比村民多一点的医药知识，帮人看上了病，教人找草药吃，居然也没出错，还挺见效。经此事后，来找父亲看病的人多了，为不耽误病情，父亲一有空闲，便捧起医药书，专注地学习钻研，久而久之，医术有了长进，在养生方面亦颇有心得。

找到了生活的乐趣，父亲便有了把心得整理成文的打算，欲推介百草，也基本上做到了。只是当时电脑不普及，资料不便保存，经过几次搬家后，手稿大多丢失了，翻箱倒柜地寻找，所剩无多，现将他整理出来，也算是了却父亲的一点心愿吧。

君善养生　饮我嘉茗

现代人养生常花高价买各类保健品、维生素、钙片等，用过量之后常会肝脏负担过重产生副作用，甚至发病，而山区客家老年人却喜以茶系列饮品为药来养生，效果不错且经济。茶圣陆羽曾在《茶经》中曰："茶者，南方之嘉木也。”实系指客家茶与客家天籁茶地。

茶地远离尘世，秉受九霄云露滋润，沐日、月、星辉精华。客家人种茶，原不是什么专业之事，田园沟圳，山场荒崖，有土有水之地皆有种植。茶，含茶碱，能祛脏腑里的污垢，有抑制癌细胞的作用。含维生素 C、D、E，烟草酸及碘、硒，美容益寿延年。

食茶，是客家人常年习俗，不论贫富如食饭般普及。晨起，漱洗毕，灶炉膛端出陶罐茶烧汤泡茶。首盏茶敬天地及堂上祖宗爹嬷，再敬奉父母，然后自己品尝。家境稍好的，有糕点配茶。奉敬长辈茶时，要双手擎茶杯，不能单手拿，否则不礼貌。尊贵客人进家厅内坐定，主人亦得敬茶，且随端上糖包、糕饼。春节新正月头，还有花生和金亮的油炰番薯片，或沙炒的“炒匹”（即客家的番薯片）等做配茶的茶料。

有了好茶、好水，烹茶的火也很重要。山村农家习惯用木炭或松枝、松毛卵（松宝）做燃料。松枝、松宝含松脂，松脂安五脏，有却湿祛风药效。用陶土制成的茶罐盛水，搁在灶内膛边烧，或风炉煵。水开，即投入茶叶或茶籽。

茶根据其制法，有的苦而寒，阴中之阴，沉也，降也，最能降火。俗言，火为百病之首，火降则上清矣；气下火降，涤除肠胃中污垢，则食自消。闽产为建茶，早有辟瘴之誉。或伤风感冒，则喝红糖姜茶，常言“一碗糖姜茶，一盆滚水浴”，红糖姜茶是客家人治病、保健的良方。

平时，上山担柴或到远地耕作田事、山寮里做纸，则用竹筒装茶进山。每隔十里八里，山中道旁凉亭则备有茶桯，这是附近村民施茶做善事。一早挑来滚茶，然后在亭近打桶泉水兑入，供过往行人解渴用。

客家产的茶，不仅精粗俱备，且各家都有独特的制法。炒茶，事关茶的色、香、味，这一工序最为辛苦，灶火烧得适中后将新采茶叶倒进锅内，两手持铲快速翻炒，稍迟缓即焦。刚生产的新茶，火气未落，胃气弱者食后会心乱，要用陶罐贮装，既落火气又不致返潮。

茶，颇得客家人重视。家中常备烹茶的陶罐，是与饭同等重要的日常炊具；清晨向天地和祖宗敬茶，是流传下来的敬祖传统。至今，客家人新婚时，新娘的外祖家还保持有送吉利礼（担茶）的风俗，以茶籽象征多子多孙。客家茶文化颇是丰富。

荷花茶

荷花配茶饮，雅韵。

荷花能化血祛瘀，祛湿消风，生肌镇心，益色驻颜。

荷蕊须：清心通肾，固精气，乌须发，益血悦颜色，美容。

泡茶：每于晨八九点采摘开了七八成的荷花，花瓣逐层剥入，把蕊须连花粉先投入茶壶；次投适量茶叶；最后放下花瓣。冲下热开水至壶内九成满，盖闷数分钟后即倒杯品饮。有荷花芬馨，有茶之韵味，得茶、荷药效：益肾、延年、美容。

兰花茶

饮茶是桩乐事。兰花泡茶饮，增寿添雅。

兰花，备受人们喜爱，被誉为天香、幽香。花开放香是在日出八九点间。花蕊间露珠（蜜腺）用舌舔，甜如冰糖，此刻采摘投放茶里泡饮，其妙无穷。

春末夏初，大气清和，喝着兰花泡茶，顿使肌体轻松。幽香，诱发人向上舒展，由脑而牵发全身细胞，增长健康、美容、延寿系数。民间有产妇临产室内置盆兰蕙催生，可见古时已有神奇之功。

茶、兰皆得高山雾露滋润，而没市尘污染。二者配饮，发健身延寿之功，不乏世人敬之为瑶草。

琦花茶

"文革"后期在乡下单人校教书，只有十来个学生却一至五年级皆全，叹其艰辛，奈何有家要养。每月到公社领薪水糊口要经过几座海拔八百米的高山，常见十余米高处的树杈上簇生丛丛"树兰"，阵阵幽香让人忘却生活的艰辛，倒觉生活有美感。

这附生高树权上的琦花，花序下垂，硬叶，叶匹细长，花朵突出在显著位置，招引蜂、蝶前来传花粉。

深山赶路，随阵阵微风扑来奇特幽香。循着香气寻觅，在一峭壁崖穴口，见一石块下伸出一箭青而微黄的朵兰。花侧鞘上一含苞花萼。石下伸出两条老长的根。呀，仅一朵花开，清香，飘出这么远！难怪世人赞之为天香！花朵，淡翠清秀，见之令人精神舒爽。

把花摘来配茶饮，其乐如仙。

陶罐茶如药

过去,陶罐茶一般是在风炉上煲出来的。茶在山上采，水是后山岩穴流来，皆来自天然。陶罐煲食自古已有，不仅可煲茶，山人还常用来煲药。陶罐茶隔夜不馊，长年累月煲茶亦不致有壶罐异味。

陶罐身似金樱子果实，高约十五厘米，口小有唇突出，便于倒茶水。罐侧有一圆管柄，可塞木棍做抓手，也可用铁钳夹持进出灶膛。陶土烧制器皿，中国早在远古就有。陶土，主要由高岭石、水云母、石英和长石组成，有黄、灰等色，用以烧制陶罐，用来烧水煮食、泡茶，使用普及。

人们羡客家山民寿高清健者众，皆得茶、水、罐之益。故有"寒夜客来茶当酒"美诗，"一两黄金一两茶""茶胜于酒"的美誉。

梅雨季节，雾蒙蒙，地潮湿，山岚瘴气重。过去缺医少药，摆子（疟疾）流行。往往在陶罐里放把茶叶、生姜和红糖，或加撮山苍子，塞灶膛里煲。尔后洗盆滚水浴，喝碗姜茶汤，厚被捂出汗，身体就痊愈了。

曾经的陶土茶罐，既经济又卫生，好些长处是金属所不能及的。

客家百草医
——草药浴及劳作之药

客家连城城关，每逢农历二、五、八日就是圩场，在东、西两大市场，席地而售千百种的草头树根。进入场中，气味馨芬。有慈祥老者为你问病，

药话篇

221

按时令教你进药进补，既如老祖呵护，又似亲人指引。如此境地，客家独有，诚邀广大读者来此饱赏一番。

常言说：无山不客，无客不山。山村门前屋后、田塍沟圳遍长药草。客家人久居山中，不仅顽强奋斗，还积累了不少经济、实效的药草医疗知识和经验；随其物产，还可配成精粹的药膳。虽久居山野，交通不便，环境恶劣，居然自强不息，莫不有赖于这些草头树根。

端午节，家家户户门前插草药，人人洗药草浴，用以清瘴辟疫，乃客家传统民风。

婴儿出生三天要洗浴，叫"洗三朝"。用桃、柳枝叶煎好水，老奶奶操持着在婴儿入浴前，先蘸药水在其胸前、背脊上轻轻拍打，边拍打边祷曰："见风高，见雨大，一盆洗，一盆大。"这是保健、辟疫的传统方法。

用隔年端午留下的晒干草药把（多种草药）煎水浴，乃客家产妇传统保健良方。

传统浴用草药，有牡荆、菖蒲、艾枝叶、枫叶、桃、柳枝叶等，可祛风痹、温经祛湿、解肌发汗、活血散瘀。

除草药浴之外，收割稻谷时，手指不小心被镰刀划出血，把田壁上长的禾刀草随手扯些揉碎敷上，伤口用阔叶包住，稻秆扎好，三日间即长好伤口生新肉，连疤痕都没有。担柴时，携带时令草药煮的竹筒茶，解暑却病十分便利。类似事例，客家民间比比皆是。怪不得客家老者常说，富人食人参，穷人食草头树根。

草果治病

村赤脚医生小华执大队革委会主任"令"来，要我这业余郎中去为主任老婆看病，说已肚痛了两天，再不行，就得请人抬出山外去治。还在路上，老远就听到喊痛声，一进门，就见病人披头散发，大汗淋漓。据她自诉，一阵一阵痛得十分难受。我判断这是胆道蛔虫痛，交代她家里人，用葱炒蛋，另用七粒乌梅和十来克黄连捣碎蒸半碗浓汤备着。

山村卧室近厨房。当她闻到厨房炒蛋的香味，一下子觉得喉间有东西涌上，想呕吐，这是蛔虫在往上动了。把炒香的蛋给她食了两口，随即要她把黄连乌梅汤大口喝下。喝完才一会，只见她头靠床沿，呼噜一下就睡下了。

这一睡竟半日功夫，醒来觉肚饥想食饭。考虑安全问题，恐蛔虫钻闹造成肠穿孔。先给一碗稀饭食充饥，岂知她呼啦两下食完再索添。正好隔邻九十老婶送来一大碗擂茶，她双手捧啜甚是喜悦，露出笑容。

远居山区僻壤，缺医少药。得胆道蛔虫，阵阵剧痛，让人束手无策。幸好这里满山梅林，家家都有乌梅备用，黄连在山南可采。应验了一句俗语："闲时物，急时用。"僻壤草果真能救治大病。

"客家人参"番薯干

连城番薯干，是闽西八大干之一，久食有防癌、美容、益寿之功效，故有"客家人参"之美誉。

连城山地贫瘠，紫砂页岩土质，含有机质、氮、磷、钾。气候条件适宜番薯种植生长。早年番薯是主粮，有句口头禅："番薯芋卵半年粮。"人们食之健脾胃，长气力，能吃苦耐劳，挑百斤以上大柴、石炭也不费力。主产番薯的隔口田人身强力壮，常年习武，当地有武术之乡的美誉，八九十岁以上的老者也多。

《本草从新》载：甘薯，补，益气强阴。柔滑，补虚泛，益气力。健脾胃，强肾阴。有营养学者指出，番薯含丰富黏液蛋白等多糖类物质，可提高人体免疫力，促进胆固醇排泄，防止动脉硬化，对降低心血管疾病有一定作用。美国科学家发现，番薯含有类雌激素成分，可保持人的皮肤细腻，有延缓人体衰老的作用。薯中纤维物质在肠内能吸收大量水分，增加人类大便体积，对解除便秘胜于用药。《随息居饮食谱》载：番薯"煮食补脾胃，益气力，御风寒，益颜色"。番薯干真乃"客家人参"。

客家药膳笋

笋，能除痰热狂燥，治头痛头风、颠仆惊悸等症。笋，爽口、开胃，用笋片炒肉丝、肉片，或烩烧肉块，食而不腻。得益于大自然的恩赐，客家山区，有大片竹山。每到阳春三月，就是新笋出土时，春暖雨水足，新笋长得快，昨夕才冒土，次晨尺多高，三两日竟高过人头。

新笋一出，众家都食笋。客家人的食法较独特，剥去笋壳，一手托起笋，一手执刀斜削，从尾到头，将笋片削入锅后，即下冷水，待水烧开后，再加酸腌菜和五花肉，盐下的比煮一般菜要稍多。笋、酸菜都较馋人，如此一锅煮，食味特好。

到清明、谷雨时节，竹笋大出，人们除烤制笋干外，选鲜笋切削成片倒入大锅，放适量水和拌进酸腌菜，再投入适量盐巴，煮熟后，摊开在谷笪上日晒，晒至七八成干，收起用饭甑蒸。如此反复几次，就成了赤黑色的笋豉。

客家宴席上有一道非常出彩的菜肴，就是用笋豉蒸扣肉。用数两笋豉铺在大盘底，上面放扣肉，蒸约 15 ~ 20 分钟即可食。此道菜香而不腻，色、香、味俱佳，食之，爽胃、消痰、利膈、下气。

茶枯饼

茶枯饼，是山油茶籽榨去油脂后的渣滓，含皂苷、鞣质、生物碱等。味：辛、苦、涩。能收湿杀虫，可治阴囊湿疹及治跌打损伤。

用茶枯饼煎水洗涤头发，洗后头发光泽油亮，使人格外精神、俏丽，非其他化学物质所能比拟。正月里或年节边，妇人喜端把椅子坐在檐前用茶枯水洗梳头发，洗梳后，发丛中无跳蚤、虱子等寄生虫，形态也年轻了许多。年青妹子也喜欢用茶枯水洗头，洗后，梳理好辫子，健步摆甩辫梢，俏极了！

小时候，常见祖母等老辈人习惯将茶枯饼敲碎，用滚水浸泡出的液体洗衣服，效果如客家山歌所唱："白衫洗成高山雪，蓝衫洗成竹叶青。"

人们还用它来毒鱼，用茶枯饼浸出的水倒入山涧溪流，被毒晕的鱼不仅量多，且人食之无毒无害。山里的鱼味鲜美，是山珍美食。

山茶枯饼给人美发美容美食，其益多多。

却病的客家擂茶

食擂茶，确实有客家情味。

客家人大都居住山区，山岚瘴气重，一般较寒湿，饮食要有驱寒的药用，擂茶就是其中之一。做擂茶的米一定要炒过，炒至微黄后，取出散热放凉。家中备有小石磨，把炒过的米放磨石甑上，一只手操着磨把，另一只手在三转两转的磨石甑上拨下适量的米于磨眼中，磨出的米碎叫擂茶粞。把水烧开倒下米粞（碎米），撒投些盐滴，煮稠盛起即食。

早年生活贫寒人家，连粥都食不起，只有食擂茶。炒过的米粞有香味，煮时再投入些许葱花做香料，啜上一碗，既解馋又提神，是穷人调剂生活的一种方式。

寒冬岁月出远门，路头上花三两个铜片买碗热擂茶喝，既解饥又暖身。犹记有个叫朱地龙姐的孤老太婆，就是在路亭里冬卖擂茶、夏卖仙草的。小时候跟大人跑单帮，肩挑着沉重货担，听到山鸟"呱哩呱嗒"的鸣叫声，就像听到有人叫"朱地龙姐"，步伐便加快了。

穷人家办不起宴席，遇上家中出生小孩等喜事时，为尽到礼数，只能在擂茶的基础上，加些如橘皮、芝麻、干葱之类的佐料，既能待客又有益健康。橘皮气味芳香，芝麻润五脏，干葱治胀满。

病体初愈的人，胃口不好，或一时还不能吃干饭，若煮碗擂茶食，非常适宜。

所以客家人喜爱食擂茶。

药话篇

芙蓉菊

长年徜徉在绿色环境中，使你感觉平和、宁静，如有芙蓉菊点缀则更为美妙。

室内不管是豪华还是简朴，案前置盆芙蓉菊，馨芬又怡神醒脑，可观赏又有药效。老时节的妇女爱插鲜花，梳好鬟髻、辫子，一时找不上现成鲜花，就在鬓边插芙蓉菊，芳而不艳，素雅大方，在人前走过，又标致，花又香，逗得人左顾右盼。

芙蓉菊，别名香菊、玉芙蓉，属菊科。多年生草本，叶银灰色，同艾叶一样一至二回羽分裂，叶端修圆，微带艾味而馨似兰。冬天，百花凋落，芙蓉菊却长势良好，愈是大雪纷飞的大寒天，它枝叶愈茂盛。枝丫冒出细细不显眼的淡黄小蕊，若不近前细瞧，很难觉察芬芳出自它身。

芙蓉菊摘下煎汤，可治小儿惊风，也用于清肝热。若有栽种，要种在半阴的环境，注意通风。

金钗石斛

连城草药多，普遍比较便宜，但比较贵的是石斛，因产自悬崖绝壁，量也不多。

石斛性寒，味甘，淡，微咸。有滋阴、清热、生津、止渴的功能，用于热病伤津，口渴舌燥，病后热，胃病，干呕，舌光少苔。以前，唱戏的名角为了保护嗓子，常购备炮制好的石斛泡茶喝。该药入肺、胃、肾经。滋阴养胃，清热生津，护嗓极佳。老人、肺部病人服用甚好。

石斛，在连城俗称吊兰。为多年生草本，茎丛生，上部稍扁而微弯曲上升。高 10 ~ 60 厘米，粗达 1.3 厘米，具槽纹，节略粗，基部收窄。叶近革质，长圆形或长椭圆形，长 6 ~ 12 厘米，先端 2 裂，花期有叶。总状花序有花 1 ~ 4 朵；花大，下垂，直到 8 厘米，花被片白色带浅紫红色，先端紫红色；唇瓣倒卵状矩圆形，长 4 ~ 4.5 厘米。蒴果。花期 4—6 月。生于高山林中附生树干上和岩石上，岩石为多。夏日开花，有些叶形如钗，故名金钗石斛。冠豸山悬崖上更为多见。因经久耐旱，得水即活，又名千年竹。

全年均可采收，以春末夏初和秋季采者为好。可鲜用，也可晒干或烘干备用。

过去，每年都有苏杭药商到连城坐镇收购新鲜石斛，回去精心炮制，然后转销海外，价格很贵。这时尚的物品，其实产自连城。

菊 枕

人经一天劳动后，夜间就寝，如能舒坦地入睡，安眠静睡到天光，是何等乐事！若是心烦气躁，辗转反侧无法入眠，或昏然入睡，也是怪梦、噩梦缠搅不休，够你苦恼的。

一个人饮食差些还不会造成健康问题，如果睡眠质量不好很快就有健康问题。要想安然入睡，次早醒来，疲劳消失，神爽力充，睡眠的枕是至关重要的。每年菊花盛开时，采菊晒干，用布缝制枕套装之，并据当时身体健康状况配好清神醒脑中药加入。

《本草纲目》载：睡菊枕明目，对肝阳上亢引起的高血压而产生的头晕、目眩、耳鸣等症有治疗作用。又，《神农本草经》《本草从新》等载：菊花、冬苗、春叶、夏蕊、秋花，饱经霜露，得金水之精，能益肺肾二脏，以制心火而平肝木。木平则风熄，火降则热除，故能养目血、祛翳，治目泪头眩，散湿痹游风。

菊味甘，入药、点茶、酿酒、做枕俱佳。因主要成分含野菊黄酮甙等，故能清热解毒、降压，还能治头痛、眩晕、脸神经麻痹、眼肌痉挛、落枕、颈项强痛等。

眠菊枕，脑部的脑户、风府、风池、翳风和头侧的头维等穴位，经睡眠辗转，药性反复浸润，有睡疗佳效。

眠菊枕，经济适用，但得持之以恒。郊外满沟圳锦簇丛生单瓣野菊效果更佳，采用之十分经济。

肾之果——栗子

栗子，又叫板栗、毛板栗、风栗。连城乡间房前屋后常有种之。

果实含蛋白质 5.7%，脂肪 2.0%，碳水化合物 62%，淀粉 25% 及维生素 B、脂肪酶等物质。

板栗味甘、温、甜，入脾、胃、肾经，具有养胃健脾、补肾强筋、活血止血之功效。能治反胃、泄泻、腰脚软弱、便血、金疮、折伤肿痛、瘰病等。

宜忌：栗子蒸炒食之令气拥，患风水气不宜食。小儿不可多食，生者难化，熟则滞气隔食,往往致小儿病。多食滞恋膈,风湿病者禁用。外感未去,痞满,疳积,便秘者亦忌之。

选方:

1. 肾虚腰膝无力:栗楔风干,每日空心食七枚,再食猪肾煮粥。(《经验方》)

2. 小儿脚弱无力:三四岁尚不能行步,日以生栗予食。(姚可成《食物本草》)

3. 气管炎:板栗肉半斤,煮瘦肉内服。

4. 筋骨肿痛:板栗捣烂敷患处。

5. 肾气睾丸偏坠:栗根酒煎服,取其下气解毒之功。

6. 风湿关节痛:栗根 30 ~ 60 克水煎服,或加猪脚同炖服。

7. 栗子煮粥食:健脾养胃,补肾强筋。治肾腰膝疲软无力,甚效。

8. 刺入肉、刀斧伤、扭伤、筋断肿痛、瘀血:生栗子适量,红糖少许,共捣烂敷患处即愈。

9. 栗肉蒸猪肉、小母鸡是道上好佳肴,补肾壮阳。

丹桂发天香

秋天是旅游好季节,是拍照好时光,也是桂花盛开时节。中国是桂花原产地,历史长,品种多,白者银桂,黄者金桂,红者丹桂,还有"四季花者"和"逐月花者"等。丹桂花香特浓,被尊为上品。《南部新书》说它是从月宫中传来的珍贵花卉。所谓"月中有丹桂,自古发天香",指的就是桂树。

四季桂,香味最淡,但花期最早最长。适合室内盆景或园林美化,其清香令人爽脱、舒坦。

桂花,辛温无毒,含芳香物质,花开至七八成时,摘来泡酒、泡茶,可生津、辟臭、化痰、散瘀。有治痰饮喘嗽、肠风血痢、疝瘕、牙痛、口臭之功;桂花露清肝明目,能治视觉不明和风虫牙痛。

桂花同麻油蒸熟,可润发及美容,自古宫廷做嫔妃高级饰品。桂花加糖以手拌和,即成经年不变的桂花糖。以桂花酿酒或浸泡茶饮更是美妙雅食。用木樨桂树枝叶煎浓汁敷患部,是治风湿骨痛极好单方。用根二层皮 60 克煎水，冲黄酒酌量饮服是治扭伤的便方。如无太多时间制作，落地的丹桂扫来泡白酒，治风湿骨痛、扭伤效果也相同。

莲

　　莲也称荷，荷叶煮粥，开胃消食，清痰，治头疼，固精和祛眩晕。荷花泡茶，能活血，祛湿消风，益色驻颜。荷之果称莲子，在众多药膳中都有配伍。荷根称莲藕，大江南北餐桌常见。莲全身是宝，可烹调美食佳肴。荷花与叶含氨基酸和生物碱。荷果与根益胃消食，有降压作用。

　　有一年夏天，在冠豸山前森林公园，看到满池细瓣花型的睡莲，心生欢喜。主人送根种苗带回家后，种于阳台上一浅口水缸里，来春竟迭出如碟如盘绿叶，生机盎然，入夏，花长出来了。绿叶丛中竟长出二朵白花蕾，隔两天午间，皙白花瓣如笑靥绽开，蕊丝冲着艳阳，瓣、叶上附着晶莹水珠。此花长势甚奇，叶较荷小，口缺不圆，午时花尽舒开，午后五时起花瓣渐拢，夜晚沉入水里。次早又浮出水面，随着日照重展艳丽花姿。心情不佳时，观之有悟，心病者常观之，也可助愈。

　　本生长于池沼湖泊，把它培植于阳台，好观赏，莳花侍花乐趣无穷。常言道，有耕耘必有收获，举手之劳，竟得嘉蕙。

马齿苋

　　马齿苋，叶如马的牙齿而称，夏之客家家常菜，其药性强于食性，但常不为人知。

　　马齿苋，性寒味酸，入肝、脾、胃、大肠经。益气，清暑热，宽中下气，润肠，通淋；消积滞，散血，杀虫。

　　全草含生物碱、香豆精类、黄酮类、强心苷和蒽醌甙，有抗菌、杀菌作用。与蒲公英配用，对疔疮及急性阑尾炎有较好疗效。

　　夏秋季节，田野上马齿苋生长茂盛，采做菜膳，油锅里炒至碧绿带点黄花点时即可。其汤鲜红，味微酸，滴上几滴麻油，热腾腾，喷喷香，端上席桌，令人食欲大增。

苦瓜清心也健美

客家人以食为药辅助却病养生，是常用经济之方，食苦瓜就是一例。

苦瓜，别名红羊、绵荔枝。其味苦，性凉，能清热止渴，解毒消肿。

烦热口渴时，用鲜苦瓜1条，剖开去瓤，切碎，水煎服。

中暑发热时，用鲜苦瓜1条，截断去瓤，纳入茶叶，再接合，悬挂通风处阴干。每次用7～10克，水煎或泡开水代茶饮。

苦瓜可做佳肴，以苦瓜为主料在连城是十分可口的药膳。

1.猪肉片炒苦瓜：切好瘦肉片，下些番薯粉，加食盐适量、味精少许，拌匀后稍浸片刻。将油锅烧旺，肉片下锅炒好捞起待用；苦瓜切成片，用精盐搓揉，后放清水稍漂，然后搓出苦汁，下锅爆炒，炒至转青，把炒好的肉片下锅翻匀即可起锅。此菜清脆、味鲜、清凉、可口，是下酒配饭的佳肴。

2.苦瓜炒牛肉片，亦如上法。

3.排骨炖苦瓜汤：猪排骨剁成二指左右大小，过水后下锅先炖烂；苦瓜去瓤后切成均匀块，待排骨炖至八成熟即下苦瓜；熟即起锅。其味微苦，鲜而不腻，清胃肠，降胃火。

4.酿苦瓜：将香菇、五花肉、马荠、比目鱼切碎，调些少许胡椒粉和番薯粉成酿料；苦瓜截筒，去瓤（用开水先烫一下稍去苦涩），把酿料装填筒内，然后放蒸笼内蒸熟即成。酿苦瓜是一道客家风味美食，是清心、解暑、减肥、健身的佳肴。

芳香清脆凉拌菜

客家人俗言："上床萝卜下床姜。"缘于姜能开胃，萝卜可消食也。盛暑之时，似乎食什么都没胃口。其时生姜大出，肥壮肉鼓鼓的，鲜红嫩芽见之令人垂涎。

姜，多年生草本植物，地下茎黄色，味辣，可供调味用，也可入药。姜辣素刺激消化道黏膜，促进消化，增加食欲。日常煮食鱼、蟹，必投放数片生姜以去腥味；炒肉片必用新出的姜丝；焖牛肉、焖狗肉则投老姜和陈皮杀膻臊。

客家人烹饪时大多用姜，最常用于凉拌菜中。盛夏暑气逼人，最好的就是凉拌菜。人们把鲜嫩生姜细切成片或丝，倒入陈醋和些许盐糖，拌和成辛辣咸甜、芳香清脆的凉拌菜，不仅增强食欲，且解暑疾，利健康。

生姜味辛性微温，入肺、胃、脾经，可治多种疾病。

1. 治感冒风寒：生姜 5 片，紫苏叶 1 两，水煎服。

2. 治呕吐：生姜 1 两，以醋和，煎服。

3. 治伤寒：生姜（切）4 两，甘草、黄芩各 3 两，半夏、黄连各 1 两，大枣 12 枚，水共煎温服。

豇豆汤

豇豆，含大量淀粉、脂肪油、蛋白质、烟酸及维生素 B1、B2。其性味甘、平。入脾、肾，兼入胃。主要功用：健脾补肾。

盛暑来临，买上一斤豇豆，加上配料制成一道豇豆汤，既是美味又寓食于医，何乐而不为。

记得小时候，有一姓谢的人卖豇豆汤，豆汤碗不大，盛着大半碗煮得很烂的豇豆，碗里搁着调羹，豆汤上滴几滴熬过的熟油和撒些许细嫩绿葱花。豆、油、葱烩成一股特有烹香，闻之逗人涎出。炎暑时节，他挑着担子，走街串巷，敲打的碗花声"叮当叮当"响个不停，碗花一响，一个个人呆目睡的人都打起精神，眉开眼笑，招呼着挑担前来，花两个铜板，就能买上一碗逗人食欲的小食，增添了不知多少生活乐趣。

这经济的乡土美食，不管过去多久，离家乡有多远，仍是不能忘怀。

陶罐药膳美食

造纸是客家一门手艺，纸厂一般设在深山。造纸工长年在深山僻野，远离人家，既艰苦又寂寞。尤其是寒冬岁月，在深山老林里，雾深岚瘴重，造纸工常为痧、疟所困。

出于本能，也为方便，造纸工多用陶罐烹食。山中自然赐予的美味多，有各种菌类和笋，这些山货鲜嫩开胃，营养丰富。

将成块的猪蹄或乳狗肉放入陶罐中，放上鲜香菇、冬笋，再投些芳香的芷菠、山苍子根、香藤根、橘子皮，兑上陈老酒，加些许食盐，泉水加至九成满，用草纸糊住罐口，以使香气不致外泄。陶罐座在焙纸灶膛扒出的炭火上。火力不大不小，直煲到夕阳西下暮色苍茫，待师徒们解下围裙洗盆热水澡，消除疲劳后，松明火光下，大家围坐在土墩木上，一人一箪饭，一碗金樱酿的陈老酒，此时打开陶罐肉，香气扑鼻，食欲顿生。

除了味美，有香藤根等树根草药同煮，不仅增添香味，逗食欲；更是驱寒、祛湿、去瘀、理气、温肾阳、补养的极好药膳，是客家人长期与自然做斗争而得出的经验，世代相传至今。

乌嘴白鸭药膳

到闽西旅游，品尝八珍之外，得首推药膳——连城乌嘴白鸭。300 年前我国医药名著《本草从新》就有记载："惟毛白而乌嘴凤头者，为虚痨圣药。"

客家人居于穷乡僻壤，由于缺医少药，得了麻疹就非常麻烦。麻、痘、痧是急症传染病，内蕴热毒，外感天行，属于温热病的范畴，多见于小儿。以发热咳嗽，眼泪汪汪，口腔颊部黏膜上有粟形白点为特征。其病发势甚烈，治理若不细心，将害健康以至丧生。旧时，患者得不到及时医治夭亡者多。麻痘、肝炎、无名低烧是医疗中最为棘手的问题，而食用这种鸭是最为优良的配方。

连城民间饲养的这种凤头乌嘴白鸭，富含人体必需的 17 种氨基酸和 10 种微量元素；现代医家临床证明，服用这种白鸭，对癌症、麻疹有缓解病情、清热解毒、滋阴降火、祛痰开窍、宁心安神、开胃健胃之功效，白鸭是延年益寿的最佳保健食品。

这种白鸭，早在清朝道光年间就为贡品，连城各宾馆、民间宴席均有这道药膳。

冬补食狗

冬至节令前后，连城人吃狗肉进补。

早年客家有句口头禅："当棉被食狗肉。"意为吃狗肉把棉被当了也值。而食狗肉是有讲究的：四五十日的乳狗，肥嫩，臊气不会重。黄毛的益脾，黑毛的补肾，白毛的效果略差。

狗肉切成块，用植物油炒过，再加冷水，水要一次下足。下些米酒、生姜、橘皮、芷菝、香藤根和少许茴香，既去臊味又增香味。锅盖盖好后，切忌中途掀开，走泄香味。用大火煮一阵后，改用中火，待香味出时改用小火。让缓缓炖至水快干时，再下盐、味精即可。

冬令，如此烹食法，极益脾胃，脾胃暖则腰肾受益。有些地方妇人坐月子时，将狗肉作为保健之食。

药话篇

寻找初春的那朵小花
——回忆我经历的草药治病的旧事

◎ 罗福基

草药在客家人中有着深厚的情感呼应和普及性，它们深深地扎根在人们心中。我个人就从日常生活中学到了一些用草药治病的方法。现在回忆我经历的草药治病的旧事，就像儿时在田间地头来回寻找初春的那朵小花，没有痛苦和忧虑，有的只是清新和跃动。

一、婆妇草、枇杷叶治疗肺结核咳嗽

久病成医说的是病人，也可以是亲属，这一点我深有体会。自从我记事起，父亲就是个药罐子，每天不是喝草药汤就是吃草药汁。后来父亲鼓励二哥高考填报医学院校，可惜不知什么原因，二哥后来读了农学院。父亲继续鼓励我，我当然理解父亲的苦心，便将第一、二、三志愿都选择填报为中医院校的不同系和专业，最终如愿入读了第一志愿的骨针系骨伤专业。1984 年 9 月离开家乡到省城上学后，我才知道父亲年轻时就得了肺痨，一度严重到大咯血送去医院救治，本来出院后还要长期服用两种抗结核的药，因为家庭困难放弃了，转而自己去寻找一些不要钱的草药。父亲的身体总是时好时坏，一旦劳累，就会咳嗽咯痰得厉害，难怪以前父亲会经常让我爬高去采摘枇杷叶，带我到荒郊野外去拔婆妇草。枇杷叶能止咳化痰很多人都知道，但是知道用婆妇草的人却不多，它的干燥块根百部能温润肺气、止咳、杀虫，是中医治疗各种原因咳嗽的常用药，尤其以治阴虚痨咳、小儿顿咳为良。

2017 年 10 月 18 日我在中国诗歌网上发表的《百部》一诗，回忆了这件事："肺痨的人，每天佝偻着身形 / 几十年了，父亲回家都不用敲门 / 那一长串空洞的咳嗽声 / 会早早地，替他通风报信 / 我们能够远远地听见，分清 // 父亲

经常在田间地头来回 / 寻找初春从叶片上长出的 / 那朵淡绿色小花：那婆妇草 / 也愿意弥合他肺内虫噬的空悲 / 疏解他满脸青筋突兀的憋气"

二、治疗小儿发烧的方法

引起小儿发烧的原因多种多样，常见的是由于气候变化，衣物增减不及时或体质不佳、饮食不良而导致的感冒发烧。如果不超过 38 摄氏度，注意观察，多喝水并注意休息，另外也可进行物理降温。如果体温持续升高，但低于 39 摄氏度，我会自己或请孩子外婆先去拔来一把（10 ~ 20 克）新鲜的金钱草全草，洗干净后捣烂，冲入冷开水，倒出汁加糖，分几次喝下。新鲜的金钱草具有很好的清热利尿作用，一般情况下，孩子的烧很快就会退了。如果第二天，烧又上去，我会去药店买一包六味茶来煎汤给孩子服用（六味茶是我县城关约定俗成的一个配方，包括荆芥、防风、蝉蜕、银花、连翘和甘草六味药，具有疏风退热的作用）。如果第三天还烧，或者精神差，我就会用 10 ~ 20 克绿豆洗净后加一斤水煮开一会儿，等到绿豆膨胀裂开，水蒸气有明显的豆腥味即可，之后加入一些糖当茶水频频喝下，直到拉小便为止。之后，孩子的烧会很快退下来，人也活蹦乱跳了。

当然，需要强调的是，在小儿发烧的整个过程中，家长一定要时刻看护好孩子，注意量体温和观察孩子的精神状态，特别是 6 岁以下的小儿。如果出现体温骤升到 39 摄氏度以上，或发生惊厥、呼吸困难等，应该尽快送医院做进一步处理。

三、木薯粉加水冲澡治疗皮肤瘙痒

20 世纪 90 年代，我学骑摩托车时不慎摔倒，右小腿被排气管烫伤，伤口还被雨后地上的积水污染，待一个月伤口愈合后，局部瘙痒难忍，后来逐渐发展到双下肢、腰背部，特别是冬天，一到晚上痒起来要命，越挠越痒，翻来翻去折腾大半夜，天快亮了才睡着。刚开始自己用药，内服外涂，缓解几天后又加重，只得去医院拿回来一大袋的药，减轻了一段时间，等到第二年冬天实在受不了就出远门找专科医院，也是拿回来一大袋的药，另外，医生建议我到市场上买几斤木薯粉来加入水中冲澡。可喜的是，当天用药加上睡前抓了一大把木薯粉（约 50 克）加入水中冲澡以后，就感觉全身滑爽舒适，整个晚上基本不痒。出于职业敏感，我知道应该是木薯粉加水后形成的稀糯糊样水溶液起到了比爽身粉更好的作用，而且木薯粉泡水可以去火，还含有多种氨基酸和微量元素，容易被人体皮肤吸收，自然就有清热解毒、润肤止痒的良好效果。于是，第二天便果断地停了药，坚持用木薯粉冲澡一周后瘙痒消失。

四、葛根、车前草治疗痛风性关节炎

痛风性关节炎是指人体由于代谢障碍生成尿酸过多或肾脏排除尿酸过少，使血尿酸增高，尿酸钠盐析出、沉淀在关节组织中，导致关节发生无菌性炎症反应的一种疾病。随着全社会物质生活水平的不断改善，痛风性关节炎的发病率明显增高。自 1995 年 3 月以来，我采用自拟名称的"痛风饮"，治疗痛风性关节炎近千例，取得满意疗效。具体方法是：成人患者用鲜葛根 50 克、鲜车前草 30 克煎汤服用，并注意避免高嘌呤饮食和戒酒，经 4 ~ 7 天后，大部分患者的关节肿痛消失，活动正常，未见畸形发生。

痛风性关节炎属于中医痹证的范畴。方中鲜葛根祛风除湿，能抑制交感神经兴奋，降低血浆儿茶酚胺量，有解热镇痛作用；鲜车前草清热利尿，促进尿酸排泄，还能防止尿酸结石形成。二味草药合用，可达到"祛风除湿、清热凉血"治本，"缓解肿痛"治标的双重作用。

五、大青叶治疗跌打损伤

大青是一种很普通、很常见的草，所以又叫路边青，出自《唐本草》，它的叶子青青的，好像会发光。但是大家有所不知的是，它全株入药，并且药用价值很高。

它的根叫板蓝根，是治疗外感发热、温病初起时处方或中成药配方的常用药材，如《东垣试效方》里主治大头瘟的著名方剂普济消毒饮就用到了板蓝根，而药品超市里的货柜上更是摆满了清热解毒、凉血利咽的板蓝根颗粒。

板蓝根的茎叶加工制成的粉状物青黛，既是清热解毒的药，更是传统的颜料，唐代诗人李白在《对酒》诗中还有"青黛画眉"治疗相思病的记载。

板蓝根的叶叫大青叶，有清热泻火、凉血解毒、散瘀止血的功效；干品配方入药，鲜品可以捣汁内服、捣烂外敷。我从事骨伤科门诊三十多年，时常接诊经过新鲜大青叶捣烂外敷治疗后的跌打损伤患者，虽"廉、便、验"，但也有一些问题。民间使用大青叶鲜草捣烂外敷治疗跌打损伤时，除了要把鲜草清洗干净并且沥干外，还要特别注意以下几点：

1. 损伤部位的皮肤要完好，如果有明显的挫裂伤，要注意避开，以免引起伤口感染和骨髓炎。

2. 最好采用绷带或纱布包扎，每天一次，每次不超过 12 小时，更不能因为怕弄脏衣物而使用不透气的塑料薄膜来包裹，那样容易使损伤部位的皮肤因被水长时间浸泡发皱而出现感染。

3. 如果 3 ~ 5 天后损伤部位的肿胀、疼痛症状没有明显好转，就应当请专业的医生诊治，确定是否有骨折、脱位的情况需要及时处理，以免贻误治疗。

我个人关于跌打损伤的中草药配方为：采用青黛粉、蒲黄粉各 15 ~ 30 克，用开水调成黏稠状，平摊在纱布上，再遮盖一层纱布之后，用绷带把中间带有药糊的两层纱布包扎在损伤部位即可，连续使用 3 ~ 5 天，每天一次，每次不超过 12 小时，适用于闭合性软组织损伤。

六、利酸浆治疗黄疸

利酸浆，一年生蔓生草本，蓼科蓼属，因为叶子味道很酸而得名。全株无毛，茎棱上有倒钩刺；叶片近三角形，淡绿色，下面叶脉疏生钩刺，有时叶缘也散生钩刺，所以又叫犁头刺藤、倒金钩。花小，苞片卵圆形，白色或淡红色。瘦果球形，黑色，有光泽。夏天开花，秋天结果。大多生长在荒芜的沟岸、河边及村庄附近。药用部分为地上茎叶，《本草纲目拾遗》记载："治膨胀、水肿、痞积、黄白疸，疟疾久不愈，鱼口便毒，跌打，一切毒蛇伤。"用干品 10 ~ 15 克煎汤，或鲜品 20 ~ 45 克捣汁，内服；也可适量研末或捣烂外敷。

《民间戏话》是我 2017 年 9 月 6 日发表在中国诗歌网上的一首诗，记叙的是发生在 1997 年春天，一次家里人采用草药利酸浆治疗黄疸的事。全诗如下：

那些光影下的色彩，鲜艳得让我心惊——
除了斑白的头发，父亲的肌肤像经历过蜡染，
一夜之间全身浸润着橘黄。
更要命的，还来来回回地泄泻。

挂几天瓶，用鱼腥草注射液，
贵是贵点，好得会快些。
李主任手里搓着肥皂泡，
转身接着说，再请中医科会诊，
西药抗病毒效果不确切。
三天后，橘黄淡去了许多。
屁股火辣辣的，起床没多久
去了几趟，父亲苦着脸诉说。

姑姑赶来探望父亲，走了几十里的山路。
"老伯，怎么不早点说，
害你苦了这么多时日。"
她两眼泛着泪花，水也不喝，
提着竹篮，边往厨房走边说：
"早上去田间采的利酸浆叶，
赶紧吃了，山里人都这么治。"

清洗，捣烂，冲入冷开水，
倒出一碗汁加糖。分几次喝下。
"这病像摘掉一样。"父亲感叹道。

单方一味，气死名医。
二十多年了，这民间戏话，
本不该从执业医师的嘴里说出。

草木无言 真情常在

◎ 华俊锋

　　客家连城，山水、气候特别适合万物生长。自幼生活在乡间的我，终日与身边的植物为伍，故对一些植物印象颇深，尤其是一些可当草药治病的植物，如苦地胆、金钱草、蛇倒退、淡竹叶、野百合、七叶一枝花、车前草……后来，在经营中草药买卖后，也爱上了写诗歌，十年光阴弹指间，留下我三百五十首以中草药为题的诗歌，我把它们收集整理成《中药箱》，储存着我对草药的真情。

一、在客乡，她们像凤尾草一样

　　记得有一种草药，我家乡姑田土话叫溪坑草，也有叫鸡脚草的，我们家用得多。每当父亲快生病觉得口味不好的时候，总会叫母亲去寻一些溪坑草，洗净后放在一个粗瓷大碗里加点盐，用菜刀柄捣碎，再冲凉开水喝下，过后，就不生病了。遇上我兄妹几个有感冒发烧的时候，母亲也是用同样的法子，弄一大碗的溪坑草汁让我们喝下。有一回，妹妹拉肚子，吃了几种别人介绍的草药，过了两三天还是不见好，后来父亲建议母亲用溪坑草试试，果然止住。那个年代，我们就这么稀里糊涂地长大了。

　　待结婚有了孩子后，妻子复制了母亲的做法，给孩子喝过不少溪坑草汤。现如今，我们家还继续保持这个习惯。

　　后来经营中草药谋生，有寻一些草药书看，知道我们所说的溪坑草，其实就是凤尾草。凤尾草，以全草入药，性凉，味微苦，归肝、肾、大肠经，具有清热利湿、凉血止血、消肿解毒等功效，用于治疗痢疾、肠炎、黄疸型肝炎、吐血、便血、尿血、感冒发烧、咽喉肿痛、农药中毒等病症。外用治外伤出血、烧烫伤。现摘取凤尾草药方几个：

1. 治热性赤痢:凤尾草 5 份,铁线蕨 1 份,海金沙藤 1 份,炒黑,水煎服。(《广西药用植物图志》)

2. 治痢疾:鲜凤尾草 2 ~ 3 两,水煎或擂汁服,每日 3 剂。(《江西草药》)

3. 治急性肝炎:鲜凤尾草 3 两,捣汁服,每日 3 剂,5 天为一疗程。(《江西草药》)

4. 治泌尿系炎症、血尿:鲜凤尾草 2 ~ 4 两,水煎服。(《常用中草药手册》)

5. 治热淋、血淋:凤尾草 7 钱至 1 两,用米泔水(取第二次淘米水)煎服。(《江西民间草药》)

凤尾草药用价值虽高,却并不适合所有人使用,有虚寒症状者忌服,同时要忌生冷油腻的食物,否则会引起一些副作用。

凤尾草伴随我长大成人,像母亲、妻子一样护佑着亲人,诱发出我的诗情:

凤尾草

百草中偏爱凤尾草

涅槃凤凰,凤尾翎毛遍撒

母性隐忍,在乡下

母亲用凤尾草为儿女们治病

妻子也用凤尾草

为高烧小儿退热降火

在家乡,这种俗称溪坑草

或鸡脚草的植物

生在墙角、井边、小溪旁或田坎上

有如母亲、妻子

农村劳动妇女影子的地方

在客乡,母亲和妻子就像凤尾草一样存在,她们伴随和充实着我的一生。凤尾草四季常青,默默点缀着客乡,为客家人做出无私的奉献。它远不只是一味普通的客家中草药。

二、听来感觉阴森森的三味客家草药

在客家连城，有三味名称很难听的草药，它们的名称中都带着"鬼"字，那就是鬼点灯、鬼针草、红鬼笔。我曾把这三味草药分别写成了诗歌，收入我的《中药箱》中。

鬼点灯

春夏之交，心猿不定，意马四驰

有人进入禅宗白骨观

是的，观白骨，保全肉身

可信仰有小毒，慎

耗尽毕生，或许也不沾边

似你这般，不生独阴不长孤阳

花开百花中，百花杀，亦杀

许多无奈却不以你为转变

鬼点灯，咳嗽、吐血，择用

植株终究小毒，慎用

春天来了，阳光那么自然地照耀你

你的温暖与流年相厮守

时光暖流，岁月安好

独自流浪已大可不必去向远方

烟花三月，在野外

我指一束淡蓝小花植株

告诉你：这是鬼点灯，治咳嗽与吐血

不过有小毒，慎用

立夏，阳光灿烂，取其日华

阴霾笼罩时，请自我绽放

鬼针草

芒种。每忙的都是雨水，盖上种植人的背影
我不知道自己，到底是在有意还是无意地
错过你恣意地奔放，你穿过我
唱着隔岸的青春骊歌。亲爱的啊
你岂有不知，一只错过光阴的倦鸟
日夜翘首的等待，等成隔夜的茶
新茶却在隔夜中兀自老去
你开启了另一段熟悉又陌生的未知旅程
可是，风景不会在原地等你
你开始的一场场，只是有目的却无终点的旅行
那些憔悴的鬼魅时光
却是已经在秋日的阡陌中等你
吻戏吾以痛，君却回报以歌
我想我无以回报了，唯有忘却雨水
渐渐地站成一身鬼针的你
流星划过去，佛手快不过你的凡尘肉眼
而兰花指还是在无影脚前
抵达了同样的那个高度
你的飞毛腿，摆脱不了我鬼魅般的纠缠

红鬼笔

人在春分，天地在此分明
满目苍翠欲滴，写诗人
心中之鬼笔横生，呼秋即来
春华秋实，别看隔着夏日煎熬
一旦抵达，也不过一瞬间

光阴恰似它朝生暮死的生命

眼前桃花，乱落如红雨

不经意间，就会是"桂叶刷风桂子坠"

然后，"鬼灯如漆点松花"

角声满天的秋色里

推敲那一句，"酒客背寒南山死"

真个幽冥凄冷，似孩时那阵

悄无声息地绕过一片红鬼笔

今昔山高水远，我们总是江湖再见

有一位女诗人，看了《鬼点灯》后给我写了诗评，十分符合我写《鬼点灯》这首诗歌的初衷，故分享出来：

医学不发达的远古年代与偏远乡村，有咳嗽、吐血等小恙之人常会登山入寺，烧香磕头，求神拜佛，可开小药铺的诗人似有双重职业病，直言提醒"信仰有小毒，慎 / 耗尽毕生，或许也不沾边"，信仰小毒在于与信仰无关的无知迷信，故他为咳嗽、吐血请出中草药鬼点灯；而"植株终究小毒，慎用"，就连鬼点灯这样为人治病的植株，不也和病人一样有看不见的心病？故他一起把脉，并下心药："春天来了，阳光那么自然地照耀你 / 你的温暖与流年相厮守 / 时光暖流，岁月安好 / 独自流浪已大可不必去向远方"，人非草木，人亦草木，他下的是同一药方："立夏，阳光灿烂，取其日华 / 阴霾笼罩时，请自我绽放"。医者仁心，此方可见。

鬼点灯，生于荒地及山坡，别名小马耳朵、细叠子草、雀灵草。味微苦、涩，性平；归肺经，有小毒。功效：止咳，止血。主治：咳嗽，吐血。用法用量：煎汤内服，9～12克。止血，炒焦用。

鬼针草和红鬼笔这两味草药，在客家连城也是常见的。鬼针草为民间常用草药，夏、秋季开花盛期收割地上部分，拣去杂草，鲜用或晒干，以全草入药。

药话篇

味苦，性微寒，归肝、肺、大肠经。可清热解毒、散瘀消肿，用于阑尾炎、肾炎、胆囊炎、肠炎、细菌性痢疾、肝炎、腹膜炎、上呼吸道感染、扁桃体炎、喉炎、闭经、烫伤、毒蛇咬伤、跌打损伤、皮肤感染、小儿惊风、疳积等病症。

红鬼笔，在客家方言区因其味道难闻如鸡屎，所以也称之为鸡屎菌。夏秋季在菜园、屋旁、路边、竹林等地上成群生长，多生长在腐殖质多的地方。此菌盖表面黏液腥臭，有人认为有毒或怀疑有毒，其实可食用，洗去菌盖粘物，煮熟后即食，咀嚼酥脆、香嫩，与竹荪有点相似，但不可吃太多，此物具壮阳功效，会引起身体发热。据《本草拾遗》记载，可治"疮疽、蚘疥、痈瘘"，有散毒、消肿、生肌作用。治疗疮疽时，将冲洗掉菌盖表面黏液后的子实体晒干或焙干，研末和香油调成膏涂或将干粉敷于患处。

三、客地一种可治癌症的草药

2020年庚子，新冠肺炎恣意横行全球，目前全球疫情严重，暂时还是难以掌控。我国作为疫情早期爆发的地域，国内的疫情很快得到控制，这首先应该得益于我们的国家体制，当然，中医也是功不可没的。中草药在这场战疫中，自然发挥一定作用。

客家连城广泛分布着一味草药，叫白花蛇舌草。在这次新冠肺炎抗疫中，有人提到，也有人采用。

白花蛇舌草，生于山坡、路边、溪畔草丛中，分布于云南、广东、福建、浙江、江苏等地。其药味苦、淡，性寒，主要功效是清热解毒、消痛散结、利尿除湿，尤善治疗各种类型炎症。在临床实践中，发现白花蛇舌草若配伍得当，可治疗多种疾病，包括癌症。在我国少数民族地区，就是作为一种治疗肿瘤的草药，现录如下：

【佤药】《中国佤族医药》记载，二叶律：全草治恶性肿瘤、口腔炎、扁桃体炎、毒蛇咬伤。

【畲药】《中国畲族医药学》记载，鸡舌草、蛇舌草、伯劳舌、蛇针草、白花半边莲：全草治恶性肿瘤、阑尾炎、扁桃体炎、喉炎、尿道炎、急性肾盂肾炎、痢疾、痈疔疖肿、蛇咬伤。

【阿昌药】《德宏民族药名录》记载，白花蛇舌草：治恶性肿瘤、肝炎、跌打损伤。

【德昂药】《德宏民族药名录》记载,格南灵:治恶性肿瘤、肝炎、跌打损伤。

【傣药】《云南省志·医药志》记载,牙灵俄（西傣）、牙淋喔（德傣）:全株治肠炎、痢疾、喉炎、扁桃体炎、肝炎、阑尾炎、尿路感染、乳腺炎、口腔炎、跌打损伤、肿瘤,外用于疮疖痈肿、毒蛇咬伤。

【景颇药】《德宏民族药名录》记载,dungangchi:治恶性肿瘤、肝炎、跌打损伤。《云南省志·医药志》记载,阿坐:全株治疗肠炎、痢疾、喉炎、扁桃体炎、肝炎、阑尾炎、尿路感染、乳腺炎、口腔炎、跌打损伤、肿瘤,外用于疮疖痈肿、毒蛇咬伤。

【基诺】《基诺族医药》记载,裸车:全草治肿瘤、肺热咳喘、咽喉炎,外敷治跌打损伤。

我曾有位朋友,居客家纸乡姑田,因肺癌做了肺切除手术,但因经济问题无法回医院化疗,经自己拔白花蛇舌草治疗后,十几年未见复发。这也许是白花蛇舌草治病功效的一个小小缩影吧。

今年抗新冠肺炎这场战疫,影响到身边每一位同人的生活,我们深深感受到现实的严峻,迫切期望彻底打胜这场战役。白花蛇舌草,作为客家连城普遍存在的一味草药,期望它亦可以发挥有效的药效。暮春季节,正是白花蛇舌草种植季节,有感,写下小诗一篇,收入我的《中药箱》:

白花蛇舌草

暮春。再见阳光
一个人终于感觉飘过了
清明的雨季,野外
满目沧澜的绿意
紧紧捻住这春末午后的一米阳光
不见过往春日的温暖
呆滞的目光,散不尽苍凉
厌倦了室内,厌倦了

2020，这个庚子年的春天
更不想把这春天搬进室内
这一米阳光，爱恨交织
我没有否定自己
我特别好，特别值得自爱
我似一颗小小的
白花蛇舌草的种子
被撒在浅耕细耙呈龟背形的田畦
春播的种子，等待发芽
收割的植株，等待可恶的恶性肿瘤
我等待，因循自然地
放手暮春这一米阳光

我所知道的草药那点事

◎ 罗福仲

从小生长在农村，经常去田野上拔兔草、捉泥鳅，到深山里砍柴火、采蘑菇，小草、树木、山花、野果给我留下了深深的眷恋。由于父母体质羸弱，常年患病，当年在填报大学志愿时，五个志愿的前四个我原都想填报医科方面的大学院校，希望成为一名悬壶济世的医生。后来阴差阳错，第一志愿填报了福建农学院植物保护专业，四年后，成了一名成天与作物、病虫和农药打交道的农技员。但从救死扶伤到杀灭农业病虫的角色转换，并没有改变我对大自然的钟爱。

许多小草的根、茎叶或花果经过加工后对农业病虫具有良好的防治效果，对人体疾患往往也有积极的治疗、保健作用。比如菊蒿属的红花除虫菊，富含除虫菊素、箭色素、芹菜素、木樨草素、芪菜素—7—半乳粮醛酸甲茎醚、芹菜素—7—葡萄糖醛酸、倍半萜内酯等，花叶干燥后制成粉末，可制作蚊香杀灭蚊蝇，花叶提取液可用于杀灭蚜虫和鳞翅目幼虫，用在人体上则能够治疗疥癣。我所了解的专业知识，让我加深了对草药在治病救人方面的认识。

相比于西药和中药，大多数人的想法是，草药用量大，使用时间长，对人体的疾患疗效有限，实在是一个误区。事实上，不少草药对一些疾患具有独特的治疗、保健作用，还有一些草药作为野菜也是美味佳肴，对经常大鱼大肉的食客们而言，有一种难以抗拒的诱惑，一边享受美食，充实生活体验，一边治疗、保健，延年益寿。

下面说说几种我印象深刻的草药，与大家交流、学习。

一、鬼针草

几年前，妻子经常腹痛、胀气，医院检查结果是患了阑尾炎，两次下通

药话篇

知要进行手术。妻子怕开刀，也心疼那几千块人民币的手术费。我鬼使神差，翻阅了一些资料，突然想到能不能用鬼针草试试。到野外采了一大把回来，全草晒干后切段煮水给妻子喝。喝了几次后，妻子反映腹痛减轻了。我大受鼓舞，拉了一摩托车回来晒干备用。不久，妻子回到医院复查，阑尾炎居然消退了，以后也没有复发。

资料显示，鬼针草是中国民间常用草药，有清热解毒、散瘀活血的功效，主治上呼吸道感染、咽喉肿痛、急性阑尾炎、急性黄疸型肝炎、胃肠炎、风湿关节疼痛、疟疾，外用治疮疖、毒蛇咬伤、跌打肿痛。据说这种菊科鬼针草属的草药对血压还有双向调节作用，高血压病人用了可使血压降低，血压偏低者用后可使血压升至正常状态。

从此，我逢人便夸鬼针草。鬼针草在连城本地房前屋后、田间地头十分常见，属一年生草本，茎直立，高 30 ~ 100 厘米，钝四棱形，最大的特点是它条形、略扁的瘦果上部具稀疏瘤状突起及刚毛，顶端芒刺 3 ~ 4 枚，还具倒刺毛。如果从它的身旁走过，它顶端的芒刺和倒刺毛会紧紧扎在裤腿上，拔起来非常费劲。

鬼针草的嫩叶还可焯水后当作蔬菜食用，根茎晒干后切段炖猪大骨汤喝，味道不错。

二、杠 板 归

杠板归这种草药的名字，可能许多人会觉得拗口。关于杠板归这个名字的由来还有一段故事。传说在很久以前，山里有一个穷苦人得了重病，奄奄一息，人们急急忙忙用门板把他抬到山外去看大夫。在去的半路上，穷苦人口干舌燥，焦躁不安。突然，他的手被一种不知名的藤蔓刺挂住了，只见藤蔓上除了长满钩刺，还结了一串串令人恐怖的小果。想想自己都快死了，顾不了那么多，抓了一把叶子和果子吃下去解渴。谁知没过多久，那人居然神气活现地站起来，居然痊愈了。于是大家扛着门板和杠子半路折返。后来，人们为了纪念这次奇遇，就把这种植物叫作杠板归了。

记得小时候，食不果腹，哪来的零食？我们小伙伴们在野外的草丛中遇见这种植物，总会采摘几片嫩叶放在嘴里嚼食，过把零食瘾，那酸不溜秋的味道穿透了童年的记忆。

真正让我对杠板归刮目相看的，是我大儿子一段真实的经历。几年前，大儿子的脸颊上被一种不知名的飞虫叮了一口，开始只有一阵刺痛没在意，几个月后，被叮咬处肿起一个雪豆般大小的硬物。医生检查后说必须进行手术切除，但也提醒说，手术切除后会留下一个疤痕。脸颊上留下疤痕那还了得？大儿子磨磨蹭蹭不愿去做手术。一位同学的妈妈说不妨用杠板归叶子试试。于是，大儿子按照嘱咐，从野外找来一把杠板归的叶子，洗净，捣烂后敷在患处用手揉搓，一天 1～3 次不等。过了几天，患处发红、软化，又痒又胀，大儿子用手指挤压，"噗"的一声，又黏又稠的一束脓液喷了出来，足足有一米远。脓液喷出后瞬间感觉轻松、舒坦。渐渐地，脓没了，胀也消了，脸颊光滑如新了。杠板归原来这么神奇！

我查阅了相关的资料，得知杠板归神奇不假。由于枝叶上长满钩刺，毒蛇见了也要掉头溜走，因而又称"蛇倒退"。据中医药典记载，杠板归是一味治蛇伤的草药，它还有清热解毒、散瘀止血、利湿消肿等功效，主治感冒发热、肺热咳嗽、带状疱疹等症，对肿瘤有一定的抑制作用。

再回过头来看看杠板归那一串串小果。小果上鲜艳的颜色是花序的苞片，花果藏在花被里面，花苞初为青黄色，逐渐变成紫红色直至紫色。其实小果一点也不恐怖，知道它独特的功效后，我甚至觉得它像一颗颗蓝莓，不仅漂亮，还很亲切。

三、荠菜

从大学时代起，我就喜欢上了诗词。有一首词《鹧鸪天·陌上柔桑破嫩芽》：

> 陌上柔桑破嫩芽，东邻蚕种已生些。平冈细草鸣黄犊，斜日寒林点暮鸦。
>
> 山远近，路横斜，青旗沽酒有人家。城中桃李愁风雨，春在溪头荠菜花。

南宋偏安杭州，北方金兵掳去了宋徽宗、宋钦宗二帝，朝中大半是些昏惯无能、苟且偷安者，作为满腹经纶、一心报国却命运多舛、壮志难酬的豪放派著名词人辛弃疾，此时的他一筹莫展，愁苦有加。好一句"城中桃李愁风雨，春在溪头荠菜花"！难得寒冬渐渐隐退，面对初春令人眼前一亮的洁白的荠菜花，大词人不禁为之动容。

古人以为，荠菜花是初春田野间最早开放的一种野花，受此召唤，每年初春，我便常常去田野间四处寻觅、观赏。后来知道这是十字花科荠属植物，不仅是古人非常喜爱的野菜，对人体保健还有不少妙处。

荠菜的嫩叶口感脆嫩，带着新春浅浅的嫩草香。由于富含蛋白质、钙、维生素 C 等营养成分，其中含钙量超过豆腐和鱼，有"补钙菜"的美称。可以清炒，也可加工成水饺、馄饨、春卷、煎蛋饼或者豆腐汤，都是一顿味觉的享受。只是荠菜可供食用的嫩叶生长时期稍纵即逝，我至今也只吃过一次，时时感到遗憾。

荠菜还具有和脾、利水、止血、明目的功效，常用于治疗产后出血、痢疾、水肿、肠炎、胃溃疡、感冒发热、目赤肿疼等症。据说还有减肥的功效，因为其含有大量的粗纤维，有利于大肠蠕动，促进消化。不管怎样，如能经常食用荠菜，一定既能大饱口福，还健康长寿。

遍地都是宝

◎ 邹善水

　　早就从长辈和乡邻口中接触了不少草药的知识，耳熟能详的有一句话："遍地都是宝。"参加工作后，经常到各个乡镇、村庄走访，往往与草药不期而遇，也就对草药有了更具体的印象。及至退休后，时常到村寨参观游览，与一些老药农和乡村医生交流，对草药的认识也有了长进。发现本县植物种类繁多，不少植物既可药用又可食用，验证了"遍地都是宝"的真实性。现择部分自己比较熟悉的草药，与大家分享。

一、艾草

　　艾草在连城城乡各地都有分布，有些人还把它种在房前屋后。艾叶晒干捣碎得"艾绒"，制艾条供艾灸用；艾叶煎汤外洗就是艾叶水，具有除湿止痒、祛风疗疮作用，可以治疗皮肤湿疹、瘙痒；经常用艾叶煮的水洗头，能够帮助大家缓解脱发问题；煮水洗浴可防治产褥期母婴感染疾病；每至端午节之际，人们把插艾和菖蒲作为重要内容之一，以菖蒲、艾条插于门楣，悬于堂中以防蚊虫。

　　艾草也是一种很好的食物，在客家连城人传统食品中，有一种艾粄就是用艾草作为主要原料做成的。即用清明前后鲜嫩的艾草和糯米粉按一比二的比例和在一起，包上馅料，再将之蒸熟即可。在 20 世纪 60 年代初，四堡、北团等地客家人在春季采摘鲜嫩的艾草叶子和芽，作蔬菜食用，或煮粥、蒸汤、煮汤、泡茶等。艾草可作艾叶茶、艾叶汤、艾叶粥、艾叶粄、艾叶糍粑、艾蒿肉丸等食品，吃了可增强人体对疾病的抵抗能力。

二、百合

　　百合在连城县各乡镇有散见。它具有养阴清热、滋补精血的功效。中医认为百合性微寒平，具有润肺、清火、安神的功效，花、茎均可入药，是一种药食兼用的花卉。百合花有良好的止咳作用，也有一定的镇静作用。中医将百合花入药使用，主要也是用在慢性肺部疾病，可以清凉润肺、祛火安神。

百合花的球根，含有丰富淀粉，人们常将它蒸食，亦可煮粥食用。

三、半枫荷

半枫荷生长于本县曲溪、赖源、姑田、莒溪、宣和、新泉、庙前等乡镇，具有活血、止血的功效，可治外伤出血。根可供药用，为治疗风湿性关节炎的药材，也可浸酒或煎汤服用。

四、车前草

车前草分布在连城各乡村田头地尾、房前屋后、荒坡路边。车前草的全株可入药，味甘，性寒，具有利尿、清热、明目、祛痰的功效。主治小便不通、淋浊、带下、尿血、黄疸、水肿、热痢、泄泻、鼻衄、目赤肿痛、喉痹、咳嗽、皮肤溃疡等。

车前草幼苗可食。每年四五月间采幼嫩苗，用沸水轻煮后，凉拌、蘸酱、炒食、做馅、做汤或和面蒸食。将车前子煎汁后，加入小米中煮粥，能养肝明目，祛痰止咳。

五、臭牡丹

臭牡丹在连城县各乡镇均有分布。它行气健脾，祛风平肝，消肿解毒，可治白带、虚咳、脚气、荨麻疹、痈疽、痔疮。臭牡丹根5钱至1两，水煎服，治痢疾，漆疮。煮乌鸡同食去头昏；根与鸡蛋同煮，去渣食蛋及汤可治头昏痛；根与猪大肠同炖汤服，治大便下血；根与酒水各半，煎服，治风湿关节痛；鲜臭牡丹根煎汁，加鸡蛋3只煮食，连服数剂治荨麻疹；臭牡丹浸烧酒，16天后服，每服1~2两，治跌打损伤。

六、风骨草

风骨草生于赖源、曲溪等山区林下或沟边阴湿处。其性平、味甘。清热解毒、凉血利水,主治急性肝炎、肺热咳嗽。煎水当茶服用,对急性肝炎（甲肝、乙肝急性期）疗效佳,对慢性肝炎及乙肝病毒携带者也有治疗效果。可以解酒,具有保肝、护肝的良好功效。

七 、 凤仙花

凤仙花在连城县各乡镇均有生长（人工栽培或自然生长）。房前屋后的凤仙花能驱蛇。性温、味微苦,有小毒。花入药,可活血消胀,治跌打损伤;花外搽可治鹅掌疯,又能除狐臭。种子煎膏外搽,可治麻木酸痛;茎称"凤仙透骨草",有祛风湿、活血、止痛之效,治风湿性关节痛、屈伸不利;种子称"急性子",有软坚、消积之效,治噎膈、骨鲠咽喉、腹部肿块、闭经。

人们煮肉、炖鱼时,放入数粒凤仙花种子,肉易烂、骨易酥、别具风味;凤仙花嫩叶焯水后可加油盐凉拌食用。

八 、 黄鹌菜

黄鹌菜又叫野芥菜,生长于连城各地山坡、路边、林缘、荒野、潮湿地、河边沼泽地、田间与荒地上等地。可消肿,止痛,治感冒;清热解毒,通结气,利咽喉;抗菌消炎,治疮疖、风湿性关节炎等。内服：煎汤,外用：捣敷或捣汁含漱。

黄鹌菜含有较高的膳食纤维,是无公害蔬菜,可放心食用。将食用部位洗净,以盐水浸一昼夜,除去苦味后,再行炒食或煮食,也可用沸水烫熟后,切段沾调味料食用;花蕾连梗采下,切段可腌制成泡菜。

九 、 黄花远志

黄花远志地方名叫倒吊黄花根,生于连城县赖源、曲溪、莒溪、宣和、四堡、北团、罗坊、文亨等乡镇沟边、杂木林中。它祛风除湿,补虚消肿,调经活血,能治感冒、风湿疼痛、肺痨、水肿、产后虚弱、月经不调、跌打损伤。连城人经常用于炖汤喝。

十、鸡腔花

鸡腔花在连城县各乡镇散见零星分布，也有人工栽植在房前屋后或山坡地角。鸡腔花的果实和根皮都能入药。鸡腔花入药以后功效与作用也很出色，它的根部入药以后味苦，性平，有解表清热的重要功效。鸡腔花对生活中女性的一些常见妇科病有良好的治疗作用。止痛也是鸡腔花的重要功效之一，特别是对头痛和胃痛治疗功效十分明显。平时当人们出现头痛时，可取鸡腔花的果实一两加适量的解表药物一起用清水煎制以后服用。用干鸡腔花煎（泡）开水有解醉酒祛酒风功效。

十一、鸡爪草

鸡爪草又叫凤尾草，在连城县各地井栏边、石田坎上阴湿处常有生长。全草供药用，败毒抗癌，消热除湿，凉血止血。

凤尾草嫩叶可食，春季采未展开的嫩叶，开水烫后即可做菜，清脆鲜嫩，香味独特。

十二、金银花

金银花在全县有广布。其性寒，味甘，入肺、心、胃经，具有清热解毒、抗炎、补虚疗风的功效。金银花藤煲水后对小孩湿疹等皮肤瘙痒有一定治疗作用；用连翘、板蓝根煎金银花汤可以治疗腮腺炎；金银花茶可以祛暑明目；连翘金银花凉汤可治疗外感发热咳嗽。同时将金银花、菊花、桔梗和甘草加水煮沸10分钟，候凉，当饮料饮用，可治疗咽喉炎和扁桃体炎。经常服用金银花浸泡或煎剂有利于风火目赤、咽喉肿痛、肥胖症、肝热症和肝热型高血压的治疗与康复。

十三、六月雪

六月雪学名满天星，产于连城县各乡镇丘陵山区，健脾利湿，舒肝活血。鲜六月雪一至二两，水煎泡少许食盐服，治偏头痛；六月雪三至五钱，水煎，每日一剂，分两次服，治咽喉炎；六月雪一两半，和乌贼鱼干炖服，治牙痛；六月雪叶一握，稍捣，浸米泔，取汁洗口内，治鹅口疮。

连城县赖源乡农民的"六月雪蒸兔"是一道美食，取野生"六月雪"干根与杀净的黄兔肉共蒸,起锅后,只须加少许盐和黄酒,无须加味精。趁热喝汤,醇香飘溢，味鲜清甜。

十四 、 木槿花

木槿花又叫鸡肉花，连城县各乡镇房前屋后散见分布。有清热、凉血、利湿的功效，可治痢疾、白带等症;治风热束肺所致咳喘，血热妄行所致吐血、衄血、尿血、肠风泻血等症。

木槿花可食用，每当花出，采集花蕊食用，可蒸汤，可清闷，口感清滑，是一道美食。

十五 、 牛奶树根

牛奶树根，连城县各乡镇的林缘、灌丛中、荒坡上和沟边，山坡干燥地或河边砂地、石坎缝中。牛奶树根具有清热、滋阴降火、健脾开胃、益气生津、祛湿化滞、清肝润肺等作用。主治劳倦乏力、黄疸、消化不良、疟疾、淋巴结结核、血淋、白带、乳腺炎、腰背酸痛、跌打损伤、月经不调、乳汁不通。

用来药膳煲汤的必须是白花牛奶树根。白花牛奶树根的生长环境为深山老林，汤的味道甘中带香。

十六 、 七叶一枝花

七叶一枝花分布在连城县赖源、姑田、曲溪、莒溪、新泉、庙前等乡镇的高海拔林下，有清热解毒、消肿止痛、凉肝定惊之功效。医家多用以治疗妇人乳肿痛（类似急性乳腺炎）、蛇虫咬伤;民间则常以七叶一枝花治咽喉肿痛，单味研末吞服，每服 0.6 克;亦有用七叶一枝花 15 克与瘦肉、鸡肉或猪肺炖服,治肺痨久咳及哮喘。七叶一枝花是一味清热解毒良药,药用历史悠久，向来被誉为蛇伤痈疽药。有小毒，地下茎和皮部含毒较多，主要外用，内服时应注意剂量。

十七 、 乌桕

乌桕，四堡话叫腊子树，散见于连城县各乡镇，有杀虫、解毒、利尿、通便之功效，外用治疗疮、鸡眼、乳腺炎、跌打损伤、湿疹、皮炎。该物种为中国植物图谱数据库收录的有毒植物，木材、乳汁、叶及果实均有毒。外用适量，鲜叶捣烂敷患处，或煎水洗。四堡民间有取乌桕老根 2 片阴干，泡水待凉后茶饮，有消除咽炎疼痛功效（慎用）。

十八、乌药

乌药民间称鲫鱼柴根，具有行气止痛、温肾散寒的功效。所以，乌药可用于寒郁气逆、上犯于肺所致的胸闷不舒、喘息咳嗽；乌药还可温通行气，下达肾与膀胱，能温肾散寒，除膀胱冷气，有缩尿止遗的功效，用于治疗肾阳不足、膀胱虚冷而导致的小便频数、遗尿。

连城农家冬至时有用乌药炖兔汤，代替田七食用。

十九、夏枯草

夏枯草生长于连城县各乡镇丘陵山区。功效是软坚散结，可以治疗淋巴结核、淋巴结炎、单纯性的甲状腺肿疾病，还能够清肝火、降血压，有明目的作用，对于目赤肿痛也有疗效。由于肝火上炎致的目赤肿痛，可以用夏枯草配菊花同用。另外，夏枯草还有降压的作用，可以跟决明子、石决明配合使用。夏枯草还可做凉茶使用。

由于夏枯草属于清火寒凉的药物，脾胃虚寒的一些病号不宜用夏枯草。

二十、鬼针草

鬼针草生于连城县海拔 50～3100 米的路边荒地、山坡及田间，可清热解毒，止血止泻，散瘀消肿。用于阑尾炎、肾炎、胆囊炎、肠炎、细菌性痢疾、肝炎、腹膜炎、上呼吸道感染、扁桃体炎、喉炎、闭经、烫伤、毒蛇咬伤、跌打损伤、皮肤感染、小儿惊风、疳积等症。

民间常用鬼针草干品煎水服用，对治疗咽喉肿痛有特效。

以上所举，只是连城草药的极小部分，也仅是我个人的一点粗浅认识，从一个侧面印证"遍地都是宝"的真实性。

应用广泛的三种草药

◎ 罗益生

2020 年春,新冠病毒在我国横行,全国人民齐心抗疫,取得了战役的胜利,在此过程中,中医药发挥了重要作用。国家中医药管理局指出,本次疫情抗击中,中医药参与面之广、参与度之深、受关注程度之高为新中国成立以来前所未有。中药因植物药占大多数,也称中草药,连城城乡广泛分布,使用面广,熟知者多,我自己也经常使用草药,下面简要介绍常见的三种。

一、鱼腥草

鱼腥草,又称狗心草、折耳根、猪鼻孔等,天然第一抗生素。茎呈扁圆柱形,长 20～35 厘米,表面呈棕黄色,有明显分节,下部分的节上有残存须根,有脆性并且容易折断。

关于鱼腥草,还有不少传说故事。相传很久以前,在一个贫困的村子里,有对不孝夫妻时常虐待双目失明的老母亲。一次,老人患了重病,高烧、咳嗽、咳脓血不止,夫妻俩不但不给母亲治病,还怪老人装病。邻居实在看不下去,便送来一条鱼让他们给久病不愈的母亲补补身子,却被夫妻俩连鱼带汤吃了个精光。由于怕丑事露馅儿影响面子,儿子便到山坡上采来了一种有鱼腥味的野菜,煮了骗母亲说是鱼汤,让母亲喝。善良的母亲信以为真,喝了一碗又一碗,不料,病竟奇迹般地好了。后来,这事还是传了出去,人们在纷纷谴责这对不孝夫妻的同时,也知晓了这野菜的药性,也由此唤为"鱼腥草"。

鱼腥草的作用非常多:(1)提高机体的免疫力。(2)抗菌的作用,鱼腥草中提得一种黄色的油状物,可以对各种微生物,尤其是酵母菌和霉菌有抑制作用,对溶血的链球菌、流感杆菌等有明显的抑制作用。(3)抗病毒的作用。(4)利尿作用。(5)病原微生物的作用。(6)防癌的作用,有资料表明,国外从鱼腥草中分离出一种防癌、抗癌的物质，并对中晚期的肺癌、恶性葡萄胎、直肠癌也有一定的治疗作用。（7）对免疫系统的作用，鱼腥草有镇痛、镇咳、止血，抑制浆液分泌，促进组织再生、伤口愈合等作用。

在连城城乡，鱼腥草一般生长在林下、路旁、田埂及沟边，喜欢温暖潮湿的环境，土温达 12 摄氏度左右开始出苗，生长期间适温为 15 ~ 20 摄氏度，地下茎成熟期间适温为 20 ~ 25 摄氏度。鱼腥草也较耐寒，气温降至零下 15 摄氏度仍能安全越冬。鱼腥草对光照和土壤要求不严，在微酸性的湿地、山谷阴地有大量生长。

鱼腥草既可药用又可食用，在连城使用广泛。作药用时，既可以内服也可以外用，比方说外用，某人体表长了一个毒疮，那么可以把鱼腥草捣烂了敷上，这是一个最简单的外用方法。

食用方法多，在连城，有凉拌、煎茶、煮汤等。将嫩白的根和叶用冷水浸泡十分钟以上，把腥味去掉之后，加上葱姜盐凉拌。把鲜或干鱼腥草放在鸡或排骨里一块蒸汤也非常好吃。还有就是当茶喝，先用冷水浸泡完之后把腥味去掉，然后把它煎煮，煎煮煮沸了之后，把渣去掉，就可以喝了，据说这种喝法可以减轻香烟对人体的危害。

使用鱼腥草要注意以下两点：

1. 鱼腥草属于寒性食品，所以体质虚寒者、孕妇、中老年人、体质比较弱的人群，不适合服用鱼腥草。

2. 服用鱼腥草，一定要避免过量服用，以免引起不良反应，也不能长期服用。

二、艾草

《本草纲目》记载，艾以叶入药，性温，味苦，无毒，纯阳之性，通十二经，具回阳、理气血、逐湿寒、止血安胎等功效，亦常用于针灸，故又被称为"医草"。

艾草这种植物很喜欢长在路边、河边、山坡或者是荒地，在森林的草原也有生长。但是，比较干旱和寒冷的地区几乎是没有艾草的。

艾草也是一种很好的食物。清明时节，在连城罗坊，村民们把艾草嫩苗用水洗干净，放在洗净的石臼中将艾叶舂成糊状，再用粗布挤出汁液，碧绿的艾草汁清香满溢。将青汁倒入糯米粉中拌匀再加糯米粉揉成团，包入芋子、猪肉等馅，上锅蒸食，出锅后，有一股草香，小孩称之为"清明包"。古时多用作清明祭品，但不做成饼状，而是做成小颗如指顶大，或细条如小指，以五六个为一撮，曰茧果。

艾草与连城人民的生活有着密切的关系。每至端午节之际，人们总是将艾置于家中以"避邪"，干枯后的株体泡水熏蒸以消毒止痒，产妇多用艾水洗澡或熏蒸。

三、车前草

这种草在连城罗坊乡、莲峰镇的草地、沟边、河岸湿地、田边、路旁或村边空旷处，随处可见。村民们在4—5月间采幼嫩苗，沸水轻煮后，凉拌、蘸酱、炒食、做馅、做汤或和面蒸食。

还有的村民用车前草熬车前叶粥，方法是：车前叶50克，小米100克，葱白1茎，食盐、味精少许。将车前叶洗净切碎，葱白切段，备用。小米淘洗干净，入锅中加水煮粥，待熟时下车前叶、葱段和食盐，再炖10分钟，调入味精即成。晨起空腹食，连用5～7日。可清热、祛痰、利尿、明目，适用于小便不利、淋沥涩痛、尿血、水肿、目赤肿痛、咳嗽痰多等症。

药 话 篇

食药兼用五草药

◎ 李治权

笔者经常用草药做药膳，也曾当过赤脚医生替人看病去疾，对民间草药的性味功效有一定的认识，特介绍五种食药兼用的草药，与大家一起分享。

一、养心草

养心草又名养心菜、救心草、费菜，属景天科。该草药在连城有野生，现很多农家有种植。嫩茎叶可作菜肴，可炒、可炸。炒食者，当先焯水。油炸可先挂面糊再轻炸，被称为"金枝玉叶"，色香味俱佳，成为连城美食一道名菜。也可焯水后晒干（或炒制），泡茶服用。

养心草富含蛋白质、脂肪、碳水化合物、粗纤维、胡萝卜素和烟酸、钙、磷、铁等多种人体需要的物质。养心草还有很高的药用价值，主要成分为生物碱、齐墩果酸、谷甾醇、黄酮类物质、景天庚酮糖、熊果酸、熊果苷、果糖、蔗糖、蛋白质和有机酸等。性平味甘，具有活血化瘀、养心平肝、安神补血、清热解毒作用。

1. 养心草含有的齐墩果酸能保护人体肝脏，从而对老年人肝脏组织纤维化起到一定延缓作用。

2. 养心草含有的黄酮类成分，能使人体心脑血管舒张，促进体内血液循环。

3. 养心草含有的谷甾醇能阻止人体对胆固醇的吸收，降低血脂，防止和延缓血管硬化。

4. 养心草含有的熊果酸具有镇静、抗炎、抗菌、抗糖尿病、抗溃疡、降低血糖等多种生物学效应。熊果酸还具有明显的抗氧化功能，被广泛地用作医药和化妆的原料。

5. 养心草含有的熊果苷通过抑制生产黑色素的酵素酪氨酸酶的活性，能够减少黑色素的生成，并且通过自身与酪氨酸酶的结合，加速黑色素的分解与排泄，从而减少皮肤色素沉积，祛除色斑和雀斑，可用于美白。

养心草多用于防治癌症、动脉硬化、中风偏瘫、失眠多梦、心悸发慌、高血脂、高血压、糖尿病、血小板减少性紫癜、牙龈出血、月经量多、跌打损伤、肝炎、消化道出血、吐血等，对心脑血管病特别有效。

1. 散瘀止血：养心草味酸收敛，具有止血、散瘀、消肿、止痛的功效，可用于治疗吐血、便血、尿血、崩漏、跌打损伤、刀伤。

2. 清热解毒：养心草性平微凉，具有清热解毒的功效，可用于治疗虫蝎咬伤、烫火伤、疮疖痈肿。

3. 镇静安神：养心草味甘，药性平和，主入心经，具有镇静安神、平肝宁心的功效，可用于治疗心悸、失眠、癔症、烦躁惊狂。

4. 养心补血：养心草味甘微酸，具有滋阴、养心、补血的功效，其所具有的黄酮类物质能使人体心脑血管舒张，促进体内血液循环，对心脑血管疾病有显著疗效。

5. 降血压：养心草的提取液具有降低血压的作用，并减低苯丙胺的毒性，扩张冠状动脉，对于高血压有很好的防治作用。

6. 保护肝脏：养心草中含有的齐墩果酸具有减轻肝损伤、促进肝细胞再生、抑制肝纤维增生的作用，可保护肝脏。

总之，养心草味甘性平，无异味好入口，加上瘦肉或猪心炖汤，调味后，成为一种美味佳肴，既好吃，又可防治多种疾病，是一种很好的养生保健药膳，可防治高血压、心脏病。一般每人每天用量为鲜草50克或干草15克，连服5～6天，停服1～2天再服。即使是没有明显疾患，但时常感到胸闷、心悸、难眠的人，经常食用，也有益于健康。对于中老年人血管硬化、高血脂、高血糖等病症均有很好的缓解和治疗作用。当然，疾病严重者还是应该到医院诊治，养心草只能做辅助治疗。

二、败酱草

败酱草炖猪大肠（或瘦肉、猪大骨）汤能清热解毒。取新鲜败酱草

60 ～ 120 克（干者 20 克），炖猪大肠（或瘦肉、猪大骨）适量，吃肉喝汤，如败酱草为嫩茎叶亦可食用。

败酱草，又名苦菜，地名苦斋，败酱科，辛苦、微寒，清热利水。

《福建中草药》载如下验方：

1. 阑尾炎：鲜全草 120 克，或加薏米 15 ～ 21 克，水煎服（可加蒲公英 30 克，大黄、金银花各 10 克）。

2. 燥热大便秘结：鲜全草 80 ～ 120 克，水煎服。

3. 痢疾：鲜全草 60 ～ 90 克，水煎服（可加马齿苋 30 克）。

4. 产后淤血腹痛：干全草 15 克，酒水煎服（可加益母草 30 克，当归 10 克）。

5. 痈肿，无中肿毒：鲜全草 30 ～ 60 克，酒水煎服，渣捣烂敷患处。

6. 痔疮肿痛：鲜全草和木芙蓉鲜叶（或花）等量，水煎熏洗。

败酱草有黄花败酱和白花败酱，经研究，黄花败酱含有齐墩果酸、多种苷类、挥发油、生物碱、鞣质及香豆素等。白花败酱含有挥发油及多种苷类。二者均对金黄色葡萄球菌、痢疾杆菌、伤寒杆菌、铜绿假单胞菌、大肠杆菌有抑制作用；并有抗病毒作用，对艾滋病毒有抑制作用，能保肝利胆，有抗肿瘤、镇静、镇痛作用。常用量 15 ～ 30 克，鲜者加倍，脾胃虚寒及孕妇慎用。

三、鬼针草

鬼针草炖排骨汤，清热解毒，治咽喉肿痛、阑尾炎，降血压。取三叶鬼针草鲜全草 30 ～ 60 克（干者减半）炖猪排骨（或猪大骨、瘦猪肉）吃肉喝汤。

三叶鬼针草，又名盲肠草、粘身草，地名勒夹籽草，味微苦、性平，清热祛湿、解毒消肿。

《福建中草药》载，可治疗如下疾病：

1. 慢性阑尾炎：鲜全草 30 ～ 60 克，水煎服。

2. 胃肠炎：鲜全草 30 ～ 60 克，水煎服。

3. 中暑腹痛吐泻：鲜全草 60 ～ 90 克，水煎服或捣烂绞汁，调些食盐炖，温服。

4. 痢疾：鲜全草 60 ～ 120 克，水煎服。

5. 淋浊：鲜全草 60 克，水煎或捣烂绞汁调白砂糖服。

6. 急性咽喉炎：鲜全草 30 ~ 60 克，加蜜或食盐少许调服。

7. 毒蛇咬伤：鲜全草 60 ~ 90 克，水煎或捣烂绞汁服。另用鲜叶捣烂敷伤处。

四、勾儿茶

勾儿茶（铁包金）根炖猪排骨或猪瘦肉，治小儿厌食。

《中药大辞典》称：铁包金，又名勾儿茶、小叶铁包金、乌龙根。地名老鼠仔藤根，为鼠李科老鼠耳的根，产于广东、福建等地。《福建民间草药》称："微苦、平、无毒。"《常用中草药手册》称："甘淡、平。"功用主治：化淤血、祛风湿、消肿毒，治肺痨久咳、咯血、吐血、跌打损伤、风湿疼痛、痈肿、荨麻疹。《福建民间草药》记载："祛风湿、解毒。治鼠疬、痔疮、脱肛、乳痈、风湿痛、风毒流注。"《岭南采药录》记载："解蛇毒，理恶疮，捣敷之；理跌打伤，能驳骨止痛；治小肠气痛，水煎服。"

用法与用量：内服、煎汤，1 ~ 3 两。外用：捣敷或煎水洗。

有如下选方：

1. 肺痨久咳：铁包金 6 两，川（穿）破石 6 钱，甘草 3 钱，共煎服。(《杏林医学》)

2. 鼠疬：铁包金水煎，常洗。(《福建民间草药》)

3. 青蛇咬伤：铁包金捣烂调米粉敷贴伤口。(《岭南草药志》)

4. 肺结核、肺燥咳嗽、内伤咳血、肝炎：铁包金干品 1 ~ 2 两，水煎服。(《常用中草药手册》)

5. 跌打损伤、蛇咬伤：铁包金浸酒外擦。(《常用中草药手册》)

6. 关节风湿、流火（丝虫病淋巴管炎）：铁包金 2 ~ 3 两，水煎加黄酒冲服。(《福建中草药》)

7. 胃脘痛：铁包金 1 两，苏铁干花 5 钱，水煎服。(《福建中草药》)

8. 荨麻疹：铁包金 1 两，水煎服。(《福建中草药》)

9. 背痈：鲜铁包金 1 两，水炖服；另取鲜叶捣烂敷患处。(《福建中草药》)

10. 风毒流注、睾丸肿痛：铁包金 1 ~ 2 两，水煎或加黄酒冲服。(《福建中草药》)

勾儿茶防治疾病有如下临床报道：

1. 治小儿胃纳呆滞（即小儿厌食、食欲不振）：用铁包金全草（干）加水煎服，6 岁以上每日 2 两，3～6 岁每日 1.5 两，3 岁以下每日 1 两，连服 3～5 天。有蛔虫者，给驱蛔药物，治疗 126 例，结果：（1）显效（胃纳大开，饮食恢复正常）98 例（77.7%）；（2）好转（进食较前增多，但未恢复正常）18 例（14.2%）；（3）无效 10 例（8.1%）。据观察，用药后 2～3 天即可见疗效。全部病例服药后均未见任何不良反应。另观察小儿疳积 64 例，治愈 43 例，好转 15 例，无效 6 例。一般服药 2 天食欲增加，连服 10 天显著好转。

2. 治疗精神病：取铁包金 8 两，木槿 2 两，水煎 3 次，合并滤液，用文火浓缩成 1 斤，加白糖 1 两。分 3 次用甜酒糟做引冲服。共治狂躁型和忧郁型精神病 30 例，70% 有显著疗效，观察 3～6 个月未见复发。

3. 治慢性气管炎：取铁包金茎叶 2 两，制成糖浆 100 毫升，分 3 次服，连服 15 日为一疗程。治疗 56 例，近期控制 24 例，显著 17 例，好转 13 例，无效 2 例。有效病例的止咳、化痰、平喘作用，大多在 3～5 天出现。治疗中未见毒副作用。

五、山苍子

山苍子根炖老母鸡，治疲倦乏力、跌打损伤。

山苍子根，又名山鸡椒（樟科），性辛温，味微苦，温中散寒，理气止痛。以干根 1～2 两炖老母鸡，味道鲜美，是北团群众常用药膳。

《福建中草药》载山苍子根或果实防治疾病处方：

1. 胃冷痛：干根 5 钱至 1 两，大枣 5 钱，水煎服，或果实 5～8 钱，水煎服。

2. 伤暑腹痛吐泻：干根 4～5 钱，研为粗末，加食盐少许，开水冲服。

3. 劳倦乏力：干根 1～2 两，或加墨鱼一个，水炖服。

4. 寒痹：干根 1～2 两，或加黄花稔干根 1～2 两，水煎服。

5. 跌打损伤：干根 5 钱至 1 两，水煎调酒服。

山中珍品真茶油

◎ 李治权

真茶油是连城地方上对山茶油的俗称，又名茶籽油、油茶仔油，取自油茶树的种子。连城不少地方有野生油茶树，在文亨、北团、罗坊等地有成片种植。它生长在青山绿水的山峦，没有污染，环境极好。其生长期从开花到成熟，历经秋、冬、春、夏、秋五季之雨露，尽吸天然养分，采天地之灵气，纳日月之精华，营养价值极高。采摘油茶果时，繁花满树，花果同树，素有"抱子怀胎"的美誉，堪称"人间奇果"。用它提炼而成的食用油，品质优良，自然健康，乃油中珍品，也是历朝贡品，皇家御膳食用油。曾是《九十年代中国食物结构改革与发展规划纲要》中大力提倡推广的食用植物油，也是国际粮农组织重点首推的卫生保健植物食用油。

真茶油的制作过程可分为去壳、晒干、粉碎、蒸煮、榨油、过滤。全过程均为物理方法，因此它是真正的纯天然绿色食用油。除了食用价值还有很好的药用价值。我县北团李玉林、安邦等人承包及种植千亩茶山，自产自榨，品质优良，购买者众，深受好评。

笔者根据自己的生活实践，收集有关山茶油（真茶油）的资料，归纳出山茶油（真茶油）的有关知识，与大家分享。

一、有关资料

据《山海经》等记载，中国在2300多年前就开始食用真茶油，历史悠久。

据《本草纲目》记载："茶籽油性寒凉，味甘平，润肠通便，清热化湿，润肺祛痰，利头目。"

据《随息居饮食谱》记载："茶油烹调，日用皆宜。蒸蒸食之，泽发生光。油最为轻清，故诸病不忌。"

药话篇

据《本草纲目拾遗》记载："（茶油）润肠清胃，杀虫解毒。"

据中医论述，长期食用真茶油，能降低人体血清中的胆固醇，对高血压、心脑血管疾病、肥胖症等病有明显疗效。同时具有养颜护肤等功效，特别是对产妇复原能起到良好的保健作用，是油中之王。

二、真茶油的成分和功效

真茶油是一种高分子化合物，构成油脂的脂肪酸主要成分是油酸和亚油酸为主的不饱和脂肪酸，是淡黄色澄清透明油状液体，色清味香。真茶油是食用油中品质极佳的上等植物油，不含胆固醇、黄曲霉素，不含任何防腐剂和人工调味剂。脂肪酸组成合理，不饱和脂肪酸含量达 90% 以上，油酸含量超过 80%，极易被人体吸收，富含维生素 E，经久耐储藏，不易酸败，真茶油的不饱和脂肪酸含量远远高于菜油、花生油和豆油。其脂肪酸组成与世界上公认的最好的植物油橄榄油相似，有"东方橄榄油"之美称。而真茶油具有橄榄油所不具备的有效成分，其维生素 E 含量比橄榄油高一倍，并含有山茶甙等特定生理活性物质，所以其作用更广，具有极高的营养价值。连城县是富硒县，土壤富硒，抗癌效果更为显著。真茶油的主要功效有如下几个方面：

1. 改善血液循环，降血脂：现代科学证明，真茶油富含不饱和脂肪酸，长期食用对心血管疾病、高血压、脑血管病，有明显疗效。可清肠润胃，杀菌解毒，清肝和血，对加速伤口愈合有卓越功效。

2. 促进消化系统功能：真茶油能提高胃、脾、肠、肝和胆管的功能，预防胆结石，并对胃炎和胃十二指肠溃疡有疗效，此外真茶油还有一定通便作用。大量研究已证实，以真茶油为特征的饮食是降低胆固醇水平的健康饮食。

3. 增强内分泌系统功能：真茶油能提高生物体的新陈代谢功能。最新研究结果表明，健康人食用真茶油后，体内的葡萄糖含量可降低 12%，所以目前真茶油已成为预防和控制糖尿病最好的食用油。

4. 强化骨骼系统功能：真茶油能促进骨骼生长，促进矿剂的生成和钙的吸收，所以在骨骼生长期以及在防止骨质疏松方面也起重要作用。

5. 预防癌症：由于真茶油中的脂肪酸有抗氧化作用，并含有微量元素，不含致癌物质——黄曲霉素，故而可预防癌症，能防止某些癌变（例如乳腺癌、前列腺癌、结肠癌、子宫癌）。

6. 防辐射作用：真茶油在被发现有增强防辐射的功能后，就被用来制作宇航员的食品、优质的婴儿食品。根据其成分和可消化性，真茶油是最近似于人奶的自然脂肪。

7. 抗衰老：实验证明，真茶油含有抗氧化维生素 E，能防止脑衰老，并能延年益寿。

8. 保护皮肤：真茶油含有维生素 E 和抗氧化成分，因此它能保护皮肤，尤其能防止皮肤损伤和衰老。

三、真茶油用于美容

茶油因含有丰富的维生素 A、B、E、D，胡萝卜素和其他抗氧化剂，所以在美容上的作用表现卓越，主要体现在以下几个方面。

1. 保护皮肤：不饱和脂肪酸有"美容酸"之称，不饱和脂肪酸供应充足，人的皮肤就会细嫩润泽，头发乌黑发亮；反之，就会变得皮肤粗糙，头发脱落。而且，真茶油含有维生素 E 和抗氧化成分，因此它能保护皮肤，尤其能防止皮肤损伤和衰老，使皮肤具有光泽。

2. 减肥功效：真茶油的保健作用主要体现在不聚酯上，真茶油的不饱和脂肪酸含量最高，所以食用后易被人体吸收，消化率达 97%，而不会像一般的食用油，食用后若在人体内未消化就会转化为脂肪，并积累于内脏及皮下组织，容易引起肥胖或其他疾病。从这个意义上讲，真茶油有减肥的效用，所以孕妇在产后食用更有助消除怀孕期间积累的小腹脂肪，能帮助迅速恢复身材。

3. 祛除妊娠纹：孕妇在孕期食用茶油，产后妊娠纹少，不发胖，增加母乳，有益于胎儿的正常发育。用真茶油擦于妊娠纹处，轻轻按摩，长期坚持使用，可祛除妊娠纹，或使之变浅。

4. 防眼角皱纹：用真茶油在眼角纹处轻轻按摩，可去细纹，减轻深纹。

5. 美白护肤：用一匙砂糖和真茶油混合，可制成美白面膜，每周用三次，不仅能收缩毛孔，还有显著的美白效果。

6. 治疗暗疮：用一毫升桃仁油、十滴真茶油、五滴薰衣草油，混合后抹面部，因山茶油有杀菌及增强免疫作用，而薰衣草油又有消炎及收缩毛孔作用，对暗疮有显著疗效。此外，其对黄褐斑、晒斑也很有效果。

7. 真茶油所含维生素 E，易于被皮肤吸收，从而有助于保持女性的体态美。沐浴时，先将身体洗净，再用棉花浸润真茶油涂遍全身，然后用热毛巾包裹 10 分钟后再用温水洗一遍即可。

正因如此，真茶油在美容方面得到广泛应用，人们总结出以下美容妙方：

1. 日夜间护肤：早上化妆前先涂上爽肤水，待皮肤吸收后，抹上二三滴真茶油，稍做按摩，再涂上防晒作用的粉底，或涂上面霜再打粉底。晚上涂上爽肤水后，再抹上一勺珍珠粉调两滴真茶油的护肤油即可，不用再抹任何东西，无须冲洗，也可用于涂颈部防止颈纹出现，只需两个星期，皮肤光泽度会增加，变得白嫩细致光滑有弹性。

2. 全身护肤保湿：洗完澡后全身搽抹一点真茶油，让皮肤保湿、润滑、防止干纹出现。

3. 祛除细纹，淡化斑印和妊娠纹：在眼肚、眼角、嘴角等地方会有细纹出现，一般因皮肤干燥所致，又称干纹，关键在保持，其方法就是在这些易生皱纹和长斑点的地方抹上真茶油，稍做按摩，一段时间后定有惊喜发现。若将真茶油抹在有黑头的地方，它会令皮肤组织软化，毛孔张开，让黑头一起挤出。

4. 护发：用洗发水洗发后，将二三滴真茶油倒入面盆，再将头发放入，按摩搽发，几分钟后用温水洗净。洗后的头发顺滑黑亮，易于打理。

5. 祛除面部黄气：用一小瓶子装满真茶油加珍珠粉混合调成糊状，晚上临睡前洁肤后，涂上爽肤水，待皮肤吸收后，用和珍珠粉混合好的油抹到脸上当作面膜用，无须冲洗。两个星期后，你就会看见自己一张又白又滑的脸，每天晚上都用，效果出奇得好，皮肤变得白嫩，皱纹减少。（平时调好未用的该面膜油可放入冰箱保鲜备用）

6. 用来涂手：直接用真茶油涂手，或用和珍珠粉调好的真茶油涂手，手会变得细嫩光滑，连指甲都晶莹透亮，像涂了指甲油一样。

7. 直接在干燥爆裂的口唇上涂真茶油，稍做按摩吸收，连用几天，唇裂就会消失。

8. 防晒及隔离辐射：真茶油能抗紫外线，防止晒斑。出门前涂少许真茶油阻挡阳光紫外线辐射，经常在电脑前工作者亦可涂上少许真茶油保湿以隔离辐射。

9. 睡前在眼睛周围抹一点真茶油，可消除眼袋。

10. 婴儿洗澡后用真茶油抹身护肤。

四、真茶油用于防治疾病

1. 真茶油具有清热化湿、杀虫解毒等药用价值，可用于治疗胀气腹痛、急性蛔虫阻塞性肠梗阻等。轻敷真茶油于肝脏，可消腹部胀气。

2. 真茶油具有止血化瘀的功效，能消瘀退肿，民间历来外用于消炎去肿。特别适用于婴幼儿摔伤、碰伤，安全有效。皮肉外伤出血，用真茶油加黄豆适量煮荷包蛋吃，可防止伤口发炎，加快愈合。

3. 用于治疗体癣、慢性湿疹等皮肤病，婴儿出现尿疹、湿疹，用真茶油直接涂于患处，安全有效。

4. 民间还用真茶油治疗烫伤和烧伤，用真茶油搽于患处消炎、止痛。

5. 咽喉发炎用真茶油拌饭吃，消炎润喉。

6. 孕妇后期皮肤拉伸，易出现瘙痒和干裂现象，每天清晨用真茶油涂抹，可预防缓解。产妇分娩后食用真茶油，既补身体，又可让伤口早日愈合。

7. 真茶油具有解毒消炎、镇痛等作用，平常肝火虚旺、咽喉疼痛、咳嗽，在睡前喝 1 ~ 2 汤匙茶油，次日即可见效。

8. 每天清晨空腹生食一匙真茶油，轻松解决孕妇便秘的问题。用 10 ~ 15 克真茶油加 1/3 的蜂蜜，每天早晚各服一次，连服 3 ~ 5 天可治便秘；老年人长期坚持服用，亦可解除便秘之苦。（注意：有些男性老人便秘原因为前列腺炎，当到医院检查鉴别）

9. 产妇坐月子吃真茶油，就不怕风吹，可以出去走动，所以真茶油又名"月子油""长寿油"。在台湾和福建，女人怀孕养孩子一定要吃真茶油，台湾人称茶油为"月子宝"。

药话篇

269

五、每天喝一口真茶油的功效

每天喝一口真茶油的功效在于调节人体肠胃的吸收，还能够调整神经内分泌，对于维护心脑血管健康也有帮助。

1. 调节肠胃吸收

消除肥胖的最佳方法是控制饱和脂肪酸。普通食用油进入人体后，其未消化部分会聚集在体内转化为脂肪，导致肥胖诱发其他疾病。真茶油的秘籍是不聚酯性，真茶油的单不饱和酸能与体内的分解醇素产生作用，被碳酸气分解转换为能量，阻断脂肪在内脏及皮下生成，从根本上清除体内多余脂肪、血糖。

2. 调整神经内分泌

真茶油的作用还在于它能调节中枢神经系统，改善毛细血管的通透性和弹性，促进内分泌腺体激素分泌、缓解紧张，从而防治神经功能下降和神经衰弱等症。真茶油中含有各种维生素，其中维生素E是很好的抗氧化剂，有效调肤养颜，少量的维生素A、维生素C也能维持肌体活力，保持肌肤白皙光滑。很多女性身材好容貌佳，但脸部易长小痘严重影响美观，这实际是内分泌不调和体内火旺引起毒素增加所致。豆油、花生油等其他草本植物油都属于热性油，而真茶油历经十三个月的寒暑风霜早已褪尽火气，属凉性。吃真茶油使体内激素分泌正常，只留青春不留痘，皮肤光滑更细腻。

3. 维护心脑血管健康

真茶油有长寿油美称，所含的高不饱和脂肪酸能软化血管、增强血管弹性和韧性、改善血液循环，有效降低人体血清中的胆固醇、甘油三酯，对"三高"有明显的改善作用，还可以有效地预防动脉粥样硬化、老年白内障、老年性便秘和冠心病等；不饱和脂肪酸还能维持肌肤弹性，真茶油中的角鲨烯、黄酮类等物质，能有效延缓机体衰老、提高身体免疫力，老年人食用山茶油可老当益壮、健康长寿。

4. 提升免疫力

预防病毒感染、提高人体对X射线的抵抗能力也是真茶油的作用之一。使用真茶油可提高人体酶的活性，提高代谢率、改善体质、增加人体生命机能，加强对人体的双向调节作用，保持充沛精力。真茶油还含山茶甙、山茶皂苷、茶多酚等其他油种没有的活性物质。其中山茶甙有强心作用，茶皂苷有溶血栓作用，茶多酚有降低胆固醇、预防肿瘤作用。

5. 提高生殖保健

真茶油的作用还体现在它能增强、平衡脑垂体，促进性腺功能，提供生命必需的生育酚；提升精子数量使生命力更为旺盛，促进生殖生长，提高母乳分泌量，让你的宝宝吃得舒舒服服。真茶油是孕妇产后最佳的补品，能加快产妇身体复原，产妇食用有助消除小腹脂肪和妊娠纹；并能提高儿童消化吸收能力，促进儿童食欲，有助于婴儿大脑及骨骼发育。

6. 最符合人体细胞的营养比例

单不饱和酸含量越高越好，能够降低体内饱和酸和清除自由基。各种食用油中单不饱和酸的比例是真茶油 78%，橄榄油 75%，花生油 45%，玉米油和豆油 23%，葵花油 18%。真茶油最符合人体需要，是与人体最为亲和的一种油，抹在肌肤上就可以迅速被人体吸收，真茶油不仅可以食用、药用，还是高档女性、婴儿护肤品的底油和高级精油的基础油。

7. 强化骨骼

真茶油能帮助、促进骨骼生长，促进身体矿物质生成及吸收，有效防治骨质疏松。

六、真茶油药膳与妙用数则

煎、炒、煮、蒸、炸皆宜。真茶油至 220 摄氏度才冒烟，而其他食用油为 100 摄氏度多一点。因此真茶油适合与各种荤素菜直接烹饪，令菜肴鲜美可口，尤其是用来烹饪鱼类、海鲜等腥味食品，它不仅可以去腥，还可令菜肴格外鲜美。例如，用茶油炒、煮牛、羊、狗肉及海鲜、鱼类食品，可去腥味；清蒸排骨、海鲜、黄豆等加少许真茶油，香脆可口。日常炒菜时，真茶油放入锅中时间稍长，即可去除菜青味而保持香味。

有关真茶油的药膳与用法：

1. 以猪瘦肉、豆腐（可后下，或用黄豆）加墨鱼（或鱿鱼、蛏干）清炖，加真茶油适量，调味，喝汤吃肉。这是连城客家人常用于滋阴降火、治咽喉炎和牙痛等的药膳，又好吃又有疗效，即使是小孩也容易接受。

2. 海带豆腐汤或紫菜豆腐（或鸡、鸭蛋）汤，煮好后加真茶油及调味品，常吃有益健康。

3. 取适量真茶油炒瘦猪肉，加生姜一片，炒熟之后，倒适量开水加青菜，服用，可治脚抽筋。

4. 取两汤匙真茶油拌米饭，每天早上食用，能降低血压及胆固醇。

5. 取适量真茶油炒番石榴（桃金娘科）嫩叶，每天早上食用一次，可起到缓解糖尿病作用。

6. 真茶油炒香菇、黑木耳、胡萝卜、玉米笋，可护发抗癌。

铁皮石斛"和水色"

◎ 林小凤

　　1990年，笔者考到福建师范大学，去报到那天整理行装时，母亲在我的旅行包里塞了几块五香豆腐干，再三叮嘱我到福州时把豆腐干拿来吃，美其名曰"和水色"，以防水土不服。平生第一回出远门，也是第一回听说"水土不服"之莅说。后来几次旅游也经常听人说"水土不服"的话题，自此，每到一个新地方吃饭，都会留心豆腐这道菜。至今也未细问是豆腐都可以"和水色"呢，还是说要自家携带的才有用。若是后者，那就不易长时间保存，挺不方便的。

　　近日读《新泉故事》一书，其中《性海寺的传说》一文在介绍新泉中华山建寺时，有涉及铁皮石斛治水土不服的功效，现转述如下，以飨读者。

　　据说明朝洪武年间从湖南来了一个姓邓的连城县令，邓县令有项公风范——只带了一个书童走马上任，为人低调处事智慧。他到连城不仅抓治安，让连城平安和谐，夜不闭户，路不拾遗，还疏通河流，兴修水利，几年时间，连城经济得到极大的发展，形成国富民安、繁荣昌盛的景象。邓县令治莲有成就感，又觉得连城山清水秀，民风淳朴，就把家眷全部迁过来定居。可是邓夫人来到连城后，吃不好，睡不好，整夜整夜地咳嗽不停，人也日渐消瘦下去，邓县令心急如焚，又一直找不到治疗的好办法，只好向朝廷申请调回原籍。连城的几个绅士舍不得这个开明能干的县官走，就想用调养好邓夫人身体的办法来留住县令。罗氏、李氏、童氏、杨氏、沈氏、林氏、江氏、黄氏等八大家族的族长就聚在一起开"族长联席会"，定出"想到办法的奖一百两银子，能治好病的赏二百两银子（当时一两银子能买两石米，大约一百五十斤，一百两银子按照现在的米价大约值三万块钱）"，按此换算，即悬赏六万元为邓夫人求医，即便在这个时代，也算下大本钱了，更何况在那时。

　　世事无巧不成书。正巧云游多方、经验丰富的圆情和尚为建中华山寺化缘到此，他了解邓夫人病情后，说是水土不服，必须用冠豸山上的"吊兰"才能治好她的病。这"吊兰"也就是现在说的铁皮石斛。野生铁皮石斛生长在几十米高，几近直立的悬崖峭壁上，花开得十分好看，在中药当中，它是一种滋阴的药物，可以滋阴除热、养胃生津，对于肺热咳嗽有一定治疗作用，还可以刺激胃液分泌，有助于治疗胃病，保护胃功能，促进消化能力。据说此次摘冠豸山悬崖峭壁上的铁皮石斛还真费了一番功夫，在此不赘述。摘回铁皮石斛，圆情和尚用捣碎的铁皮石斛煮水，冷却后加蜂蜜让邓夫人服下，当晚邓夫人的咳嗽就不那么厉害了，睡眠也更好了，连服几次后痊愈了。连城因此留住了邓县令，邓县令在连城还创下许多富民安民的故事。

　　铁皮石斛能治水土不服，"和水色"，又比豆腐好带好保管，应该好好传承下去。2013 年，冠豸山铁皮石斛获中华人民共和国农业部批准为地理标志产品。目前全县共发展铁皮石斛种植面积 2300 多亩，鲜品年产量 920 吨。连城建立了以冠豸山为中心的 250 平方公里铁皮石斛种质资源保护核心区域，禁止采摘野生铁皮石斛。连城与省农科院、省中医药大学等科研院校开展合作，突破了冠豸山铁皮石斛人工扩繁栽培关键技术，采用野生冠豸山铁皮石斛为种源，模拟野生铁皮石斛的自然生长环境，在冠豸山下的文亨、揭乐等乡镇建立全省最大的铁皮石斛生产基地。现市上价一般 80 元一斤，价钱不贵，铁皮石斛已成为连城人餐桌上炖汤养生的美食，甚至还可以磨汁当饮料喝。

参考资料：

1.　林百坤主编：《连城客家品牌文化》，厦门：厦门大学出版社，2019 年。
2.　杨永松主编：《新泉故事（一）》，内部文件。

深山草药人

◎ 邹善水

连城人素来有识草药、用草药的传统，西医西药进入以后，这个传统受到一定程度的冲击，风气有所淡化。但依然有一批人，坚持识草药、用草药、发展草药，下面两例就是其中的缩影。

一、助人解病痛的老赤脚医生

2020 年 3 月 29 日，笔者专程采访 84 岁的连城县曲溪乡军山村老药农、老赤脚医生吴裕贵先生。

吴裕贵从小就跟随爷爷、父亲在大山里转，能识别不少草药，也逐步懂得草药治病的功效。1969 年被推选担任军山大队赤脚医生，为缺医少药的村民治疗常见病，由于熟知草药知识、能熟练应用针灸方法，在治疗常见病方面取得一定成效，深受村民欢迎。

1976 年，吴裕贵被曲溪公社推荐到连城县医院临床培训，1981 年又被选送到新泉卫生院集训。因勤学钻研，医术不断增进，治病救人的成绩突出，他先后出席龙岩地区卫生革命先进代表大会和连城县合作医疗先进代表会议，多次获得表彰。

经长期的实践探索与临床积累，他已熟练掌握、识别、应用当地常见的 100 余种草药。他有一本手写资料，里面详细记载军山当地 100 余种常见草药名称、分布、特性、用途等内容。虽已年逾八旬，他依然耳聪目明，对军山当地的草药如数家珍，我跟他坐在一起交谈，他随口就说出 50 多种当地草药名称与应用特点，让我钦佩不已。

吴裕贵本人自学摸索出多种中草药单方、偏方，曾获龙岩地区应用中草药单偏方先进个人表彰。据他自己介绍，他经临床验证的常用偏方有：

1. 治疗黄疸型肝炎处方：由白毛藤、虎杖、铁包金等八味药组成。（对甲肝、乙肝、酒精肝等有效）

2. 治疗疝气处方：由吴朱萸、苦楝子、川淑、槟榔和大茴香、小茴香等组成。

3. 治疗头痛（偏头痛、血管紧张性头痛等有效）处方：由石苇、海金沙等五味药组成。

4. 治疗口腔溃疡处方：由败酱草、糯米等组成。

对治疗黄疸型肝炎，老先生有其独到之处。近30年，常有外地患者慕名前来请教和治疗，他一律热情相待，仅象征性地收点工本费，对家庭困难者免费给药，并细心地传授煎药要点与配伍事项，还热情招待客人在家中用餐。

"不为功名利禄，只求治病救人。"采访结束，吴裕贵老先生讲出了他的十二字祖传家训。他还有个心愿："想乘党和国家越来越重视弘扬中医中药传统文化的东风，指导儿子在军山村建设一个'百草园'，栽种本地的100余种草药，既可传承不灭，又可做科普示范。"

二、建基地种植草药的"农场主"

2020年4月17日，笔者实地走访敬彬家庭农场。它位于千米高山赖源乡下村村里坂山场的山凹里，主人叫徐敬彬，今年40多岁。

在现场看到，在200余亩的桂花、罗汉松等绿化树丛间，一株株正在开花的七叶一枝花散发出淡淡的清香。

"这些七叶一枝花，原先野生在赖源廖天山的乔冠木林间。在2016年开始移栽种植100余亩，获得成功后，又从2017年开始继续扩大七叶一枝花种植面积，目前已达200余亩。每年总产值100余万元，累计产值已达到千万元。"徐敬彬满怀信心地说，"高海拔山区有自然区位优势，各级领导到现场调研后予以肯定与鼓励，并拨给专项科研扶持资金，龙岩市农科所专家常到现场进行技术指导，这给了我发展林下经济，建设七叶一枝花产业基地的信心。"

资料介绍，七叶一枝花是名贵中药，主要成分是以七叶一枝花皂苷，用来抗菌、止咳、镇静镇痛、治疗毒疮，是生产云南白药的重要原料之一。连城县赖源乡七叶一枝花分布在海拔1000米以上的林区，天然气候资源的优势成就了七叶一枝花药材的优良品质。

赖源不仅有丰富的生态旅游资源，还有丰富的天然中草药资源，仅徐敬彬熟知的就有 120 多种，有专家判定，赖源乡是华东地区最大的"天然中草药资源宝库"。闲谈间，徐敬彬道出了人工栽种成功七叶一枝花的特殊经历，1991 年电大企业管理专业毕业后，曾外出务工但不如人意，回乡后，看到家乡美丽的生态环境，决定发展种植业，先后累计投入 700 多万元，选择在里坂山场创建敬彬苗木科普农场。其间，报名中央广播电视大学学习，取得农业经济管理专业毕业证书。目前，农场面积已达 200 余亩，种植的桂花、罗汉松已高达 4 ~ 5 米。

　　一次偶然的机会，徐敬彬发现农场周边山林间有不少野生的七叶一枝花生长茂盛，便挖了数百棵到桂花、罗汉松林间试种，获得成功后，他带着样品，找到省、市、县的专家帮忙鉴定，得知符合药用标准后，徐敬彬一发不可收，同样从中央广播电视大学农业经济管理专业毕业的妻子罗月铃成了他的得力助手。小两口形影不离共同侍弄着一茬又一茬的七叶一枝花苗，边采收合格的产品，边扩大栽种面积，5 年时间栽种面积发展到目前的 200 余亩，成为福建省内林下人工栽培七叶一枝花面积最大的产业基地示范农场。

　　如今，连城县赖源乡建成的七叶一枝花产业基地，引起了省内林业、药材专家的关注，他们多次到实地考察并给予肯定。现已成为龙岩市林下人工栽培七叶一枝花的科研基地，福建中医药大学教授范世明曾带学生到基地考察实习。

药 话 篇

未手术治愈胃出血病痛的经历

◎ 吴有春

　　1960—1962 年，因粮食较紧，我与大家一样，常以粗粮补充，引起胃痛。当时才 25 岁，无医学常识，未曾思及五脏六腑有病，只以为少年挑柴、担谷过重，得了"伤疾"。按过去方法，吃些舒筋活络的"伤药"即可解痛。农村春耕大忙时，农民常用"牛奶仔根""鲫鱼撬根""金樱子根""香藤根""鸡血藤"等"牛伤药"煎水，配以"酒糟酒脚"喂牛，以解牛的疲劳伤痛。据说，人吃的"伤药"就含有"牛伤药"成分，配以当归、田七、朱砂等研粉而合成。我到乡村医生处买了"伤药粉"，佐以老酒为引服下，结果不对症，次日竟然排黑便，还以为是体质过热使然，照常熬夜备课改作业，天亮按时上班讲课。课后，眼冒火花而休克，被迅速抬到医院检查，才知道患胃溃疡而出血。由于年轻，经服药打针，止住了血，不出半日，体力有所恢复即回校上课。

　　从此知道病因，知道预防胃出血要避粗粮与酸辣食品，要少食多餐，细嚼慢咽，但未能根治，每年在清明与霜降时节常会复发。有人建议"长痛不如短痛，采取手术彻底根除"，但总觉得尚能坚持，不至于危及性命，下不了决心。因此一直拖到 50 岁仍不时受胃痛折磨，精气神难振起。这年中秋，如常上厕，不久觉得腹部阵痛，竟然见紫红便血泻出，满头大汗，站起来则头昏欲倒，紧急呼叫，到医院急救时已有气无力，喂下半碗中药汤，却呕吐出两碗多带饭粒的紫红血水，惊动家人。经输血，渐渐才有了意识。多位医生会诊，有的建议手术，但主治者觉得出血位置不清楚，当时生命垂危，又不便做胃部检查，只好保守医治，等待精神较好时，再做决定。

　　次日，一位老年副校长来探病，他说以前也患胃出血，用白及研粉服下，止血效果很好，建议以此药试试。经过询问主治医师，得到同意，并加上云南白药粉调入，用温开水服下，如此照服三天后，大便见黄，说明内血止住，确实有效！

胃出血病，一般出血前会痛，出血后不痛，血止住后就是调理心情与饮食的问题，渐渐面色、掌色开始红润而转入正常，但不算根治，我常思"不手术而根治的办法。"

首先，世间万物，既相生又相克。所谓相生，即几物互相补益，能增强人体机能，助生长，抗疾病。所谓相克，即几物之间互相抑制约束，达到围困消灭病源疾因的功效。例如云南白药成分主要是田七，有去瘀生新，清除体内垃圾的作用；白及是多年生草本，肉质根块可药用，晒干研粉调水后呈胶质糯糊状，具有黏附胃内溃疡面，使之免受损伤的作用。其性平，味苦，有补肺生肌、化痰止血作用，常用于医治胃肺出血、皲裂等病痛。（服用时忌食辣椒、芥菜）。

其次，事物发展，因果相连，可由因索果，亦可从果寻因。例如胃出血是因溃疡面受摩擦，致微血管破损而出血；溃疡面是因精神状态长期忧虑不畅、食物粗糙、营养不足等因素而产生。因此，根治胃出血，只要不是癌症，则可从提高医治的信心，注意饮食的细软化做起，促进胃的吸收效率，增加营养，增强体质。于是，我在胃溃疡面止血后，决心像婴儿一样，从头做起，每日三餐都只吃粥与面，同时每一口都要利用牙齿将粥粒与面条磨成浆，才敢吞下，如此坚持了8个月，觉得胃部微痛逐渐消失。此外，友人每周提供一个胎盘，洗净后蒸熟切碎配以蛋浆，用油葱炒香而辅以杯酒食用，虽心生畏意，但为求新生，只好壮胆吃下。

总之，我胃出血病痛的根治，常有人以为是经过手术才获得的。当我说未经手术，而是用"事物相生相克"原理，寻得白及好药而止血；再用"从果寻因"推理，找到根治办法。此说也得到老医师的认可。广而思之，癌病也应有相克之物和办法，只是还在探求中。人类是数以几十亿计而且繁衍不息的智慧群体，总有制服癌病的时日。

药话篇

后 记

挖掘草药资源 品味草药文化

◎ 林百坤

中草药文化是中华传统文化百花园中的一朵奇葩，也是中华文明中极为重要的组成部分。自从神农尝百草，黄帝著《内经》以来，我国的中草药发展历经了数千年历史，展现出既博大精深，又绵延悠长的宏大气象，从而为中华民族的繁荣富强做出了非常大的贡献。连城地处闽西山区，中草药资源十分丰富，应用也极为久远，蕴藏着丰富的文化资源，将其挖掘出来，展示出去，是一件非常有意义的工作，这是我们编写《连城客家民间草药文化》的动因。

《连城客家民间草药文化》共分 4 篇，分别为药草篇、药用篇、药膳篇、药话篇。药草篇介绍连城草药资源，除了对资源分布做简要介绍外，还参照人民卫生出版社出版的《常用中草药手册》中的所有 17 种分类，各选取几种本地草药为代表进行详细介绍，佐证连城草药资源丰富这一说法；药用篇收集了连城医疗工作者及民众利用草药治疗疾病的案例，以及 20 世纪 60—80 年代连城各相关单位、相关部门收集整理的民间单方、验方，通过这些案例和历史事实的展示，体现连城人民的聪明才智；药膳篇着重介绍连城民间用草药烹制的传统药膳，包括药膳用材、制作方法、功效作用等，借此说明草药与连城人日常生活的密切关系；药话篇以通俗易懂的文字形式，对连城本土草药有关知识和应用情况进行深入浅出的阐述，以此印证连城草药应用广泛这一话题。

概括起来，草药与连城客家人的关系，是相依相存的，具有普遍性和持久性，具体表现在如下四个方面：

一是历史悠久。连城民间很早就懂得应用草药，这与我国古代就具有十分发达的草医草药是同步的。现能查到县内所存最早的《连城县志》，是康熙年间知县杜士晋主修的，记载着连城自建县至康熙五年（1133—1666）的史实，其中记载了63种本土药物，列入当地物产，显示出其重要作用。到了乾隆年间编修的县志，除药名外，还开始有了草药的特征、分布、性能和功效的记载，说明连城人对草药的认识和应用在不断进步。

二是应用普遍。连城人对草药的认识，可以说是家喻户晓，常见病、多发病不必到医院，遇到小伤小病，到山间地头找一些草药就能解决问题。而最广泛的应用还在于日常生活中，其一年四季烹制的药膳，让家家户户的餐桌飘散着药香；依据时令、节气或身体状况，选择不同功效的草药烹制药膳食用，可以强身健体，益寿延年。

三是成果颇多。在认识和应用的过程中，连城人还注重交流总结，不仅以口口相传的形式，交流识药用药的心得，还总结了不少单方验方，供大众借鉴使用。特别是在20世纪六七十年代，遵照毛泽东主席发出的"中国医药学是一个伟大的宝库，应当努力发掘，加以提高"和"把医疗卫生工作的重点放到农村去"的指示，我县相关单位和部门积极响应，组织了专门队伍，深入基层农村，走访医生民众，收集整理出民间单方验方专辑，成果颇多，如连城县科学技术委员会、连城县中医药研究所编辑的《连城中医药验方》，连城县革委会生产组与驻莲部队印制的《中草药单方验方》，连城县中草药诊疗科编写的《常用草药处方和制剂》及连城县革命委员会生产组编写的《连城县民间单方验方选》和连城县卫生工作者协会编写的《连城青草药》等。这一时期，可以说达到了草药应用推广的高峰。

四是传承永续。连城人对草药可说是情有独钟，即使在西医西药十分普及的情况下，还一直延续着对"草头树根"的喜爱。这里除了民众的习惯和坚持以外，还有三股力量在起着重要的作用：一是乡村医生的坚守，让人们坚信草药的性能及价值；二是遍布山村的药农，他们与草药经营者一起，给人们提供着丰富的资源；三是政府的引导支持，向人们展示出中草药的广阔前景。

由于有了以上的特点，连城草药文化才显示出旺盛的生命力。编辑出版《连城客家民间草药文化》，目的就是挖掘整理这些素材，汇集经验，展示成果，推进交流共享，传承优秀文化，为促进连城经济社会发展、提高民众健康水平服务。

应该强调指出，本书是连城民间草药应用过程的记录，是连城人民创造及传承优良文化的展示，可供借鉴，可资研究。但它不是医学书籍，读者诸君万万不可随意套用。人的体质有不同，各地药物的性能也有差异，还有同药异名、同名异药等现象的存在，都在告知大家，用药必须听从医生的指导。我们以负责任的态度提出忠告，希望读者听从，若有违忠告，责任自负，编者概不负责。

本书在编辑过程中，得到了不少领导、专家和热心客家文化事业的朋友的关心、支持和指导，县客联会罗土卿老会长等一大批热心者提供了很好的建议，县卫健局赖跃斌副局长和医政股华贤春股长自始至终进行指导，江开燮、李治权、罗小雄等先生提供了大量原始资料，连城文川医院院长林报连、中医主任医师邓建辉、连城罗福基中医骨伤科诊所主治医师罗福基参与了全书审稿，在此一并感谢。

限于时间和水平，书中难免存在不足，请读者鉴谅。